Fragmente einer Sprache des Essens

Christoph Klotter

Fragmente einer Sprache des Essens

Ein Rundgang durch eine essgestörte Gesellschaft

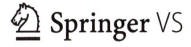
Springer VS

Prof. Dr. Christoph Klotter
Hochschule Fulda
Fulda
Deutschland

ISBN 978-3-658-07064-9   ISBN 978-3-658-07065-6 (eBook)
DOI 10.1007/978-3-658-07065-6

Springer VS
© Springer Fachmedien Wiesbaden 2015
Die Deutsche Nationalbibliothek verzeichnet diese Publikation in der Deutschen Nationalbiblio-
grafie; detaillierte bibliografische Daten sind im Internet über http://dnb.d-nb.de abrufbar.

Lektorat: Cori Antonia Mackrodt, Katharina Gonsior

Gedruckt auf säurefreiem und chlorfrei gebleichtem Papier

Springer VS ist eine Marke von Springer DE. Springer DE ist Teil der Fachverlagsgruppe Springer
Science+Business Media
www.springer-vs.de

Inhaltsverzeichnis

Vorbemerkung zur Wahl des Titels 1

Barthes 1977 in Frankreich und 1984 in Deutschland erschienenes Werk „Fragmente einer Sprache der Liebe", das auch im Französischen diesen Titel trägt, möchte dem Umstand Rechnung tragen, dass aus Barthes Sicht uns heute kein kulturell vorgegebener Diskurs über die Liebe zur Verfügung steht. Daher mache die Liebe einsam, da ein jeder, eine jede um eine Sprache seiner oder ihrer Liebe ringen muss und das mit großer Vergeblichkeit. Geht es um die Liebe, dann beginnen wir zu stammeln. Am besten ist es, die Liebe gleich sein zu lassen, wo sie bei ihrem Aufflammen uns nur schmerzlich bewusst machen könnte, dass wir bei dieser überwiegend imaginären Funktion weitgehend sprachlos sind. Das kränkt. Über ein „Ich hab Dich lieb" oder einen Smiley geht es dann häufig nicht hinaus. Dass es dagegen Sprachen der Liebe geben kann, versucht Barthes mit einem Verweis auf das Platonische Symposion zu belegen, in dem ein jeder Redner eine eigene Theorie der Liebe hat.

Was das Essen betrifft, es scheint nicht viel anders auszusehen. Ohne Zweifel gibt es hierzu Diskurse (siehe weiter unten), diese sind aber eher wissenschaftlicher Art. Unsere Alltagssprache über das Essen erschöpft sich dann darin, von „das ist aber lecker" zu sprechen. Fragmente eines Diskurses über das Essen zu entwickeln, könnte daher eine Aufgabe sein, der ich mich hier versuchsweise angenommen habe. Daher habe ich gewagt, Barthes Titel in der entsprechenden Abwandlung zu übernehmen, wissend, dass ich mit dieser Anmaßung nun leben muss.

Fragmente könnte nicht nur meinen, erste, kleine, diskursive Schritte auf einem relativ neuen Feld zu tätigen, Fragmente könnten auch dafür stehen, anzuerkennen, dass es nicht die *eine* Theorie, nicht den *einen* Diskurs gibt, mit dem ein Forschungsfeld zur Gänze abgedeckt oder durchdrungen werden könnte. Abgesehen

© Springer Fachmedien Wiesbaden 2015
C. Klotter, *Fragmente einer Sprache des Essens,*
DOI 10.1007/978-3-658-07065-6_1

davon, dass dieser Anspruch fast immer illusorisch ist, versagt dieser beim Thema Essen ganz besonders. Mit vielfältigen Zugängen und Perspektiven lässt sich dieses Feld beleuchten. Auf eine kohärente Theorie des Essens abzuzielen, erscheint dann als absurd. So könnten Fragmente auch für Puzzlestücke stehen, die sich nie zum Ganzen fügen. Adornos Abwandlung eines Satzes von Hegel könnte dann auch hier zutreffen: Das Ganze ist das Unwahre.

Fragmente einer Sprache des Essens lassen sich bereits entwickeln, wenn Barthes Fragmente einer Sprache der Liebe auf das Essen übertragen werden. Die Übersetzung fällt anteilig nicht schwer. Barthes erste Figur trägt den Titel Abhängigkeit. Er beschreibt, dass erst die Abhängigkeit das Verlangen bezeichnet, sicht- und fühlbar macht. Wenn ich unabhängig bin, dann liebe ich auch nicht. Wenn ich auf das Essen nicht existenziell angewiesen wäre, wenn es mich nicht in der Antizipation unendlich erfreuen und trösten würde, dann wäre das Essen für mich relativ bedeutungslos. Wenn ich das Essen nicht bräuchte, um zu überleben, wenn das Essen nicht eine primäre Quelle des Zufriedenseins wäre, dann hätte es sein Relevanz verloren. Das Angewiesensein, die Abhängigkeit *bezeichnet* im Sinne Barthes mein Verlangen. In der sogenannten Überflussgesellschaft schwindet dem Anschein nach die Abhängigkeit. Unsere Vorfahren, die unter Hunger litten oder von diesem fast permanent bedroht waren, die ihre Abhängigkeit durchgängig spürten, hatten womöglich sehr viel mehr Lust am Essen als wir.

Barthes zweite Figur lautet Abwesenheit. Dieses Phantasma, aber eben nicht nur das, lässt sich so umreißen: Ich als Liebender bleibe stets an einem Ort. Der andere geht weg, verlässt mich. Im Vermissen, erkenne ich meine Liebe. Auf das Essen übertragen, könnte das heißen: In der allgegenwärtigen und permanenten Verfügbarkeit des Essens geht die Liebe zu ihm weitgehend verloren. Die vielfältigen Klagen über die geringe Wertschätzung, die dem Essen heute entgegengebracht wird, nehmen vielleicht Bezug auf diesen Verlust an Liebe in Ermangelung der Abwesenheit von Lebensmitteln. So wie das Smartphone die Abwesenheit des anderen ersatzlos streicht, so ist die Allgegenwärtigkeit von Lebensmitteln als Problem anzusehen. Wenn wir unterwegs sind, sei es zu Fuß, mit dem Auto oder dem Zug, trinken wir Kaffee oder nuckeln an der Mineralwasser-Flasche. Neben dem PC steht das Softgetränk, auf dem Couchtisch vor dem Fernseher Chips oder Schokolade. Wir essen nicht mehr morgens, mittags, abends, sondern quasi permanent. Es gibt außer dem Schlafen kaum noch eine Lebenssituation, die nicht von der Snack- und To-go-Kultur unterfüttert ist.

„Wie nennt man jenes Subjekt, das sich, trotz und gegen alle Welt, in einem ‚Irrtum' verrennt, so als hätte es eine ganze Ewigkeit vor sich, um ‚sich täuschen' zu können? Man nennt es einen *Rückfälligen*" (Barthes 1984, S. 33). Barthes bezieht sich hier auf den unbeeindruckbaren Werther und zitiert den letzten Satz daraus:

„Kein Geistlicher hat ihn begleitet". Nicht anders geht es der Anorektikerin, der Bulimikerin, dem Orthorektiker, die alle zumindest eine Zeit lang unbeirrbar und nahezu besessen ihre Kreise ziehen, wissend, dass dies für andere völlig unverständlich ist, dass sie deshalb insgeheim verurteilt werden, dass sie zu Outlaws geworden sind. Hier findet trotz des, von außen gesehenen, merkwürdigen Essverhaltens eine Aufwertung des Essens statt. Konnte mit den ersten beiden Figuren, Abhängigkeit und Abwesenheit, auf einen Mangel an Wertschätzung gegenüber dem Essen hingewiesen werden, ist nun eine besondere Wertschätzung des Essens festzustellen, auch bei der Anorektikerin, die wenig isst, aber vom Essen als Thema vollständig präokkupiert ist. Essstörungen stellen so eine eigensinnige Relibidinisierung des Essens dar. Sie bilden so eine Gegenbewegung zur Gleichgültigkeit gegenüber dem Essen. Sie sind die Speerspitze einer Gegenrevolution. Sie sind gleichsam Denkmäler einer Kultur, die auf Freiheit, Selbstbestimmung und Individualisierung setzt und Konformität verachtet. Und die von einer Essstörung Betroffenen setzen sich hierbei selbst aufs Spiel. Ihr Einsatz ist hoch.

Die nächste Figur nennt Barthes „anbetungswürdig": „... in ‚Anbetungswürdig!' fasst keine bestimmte Eigenschaft Fuß, sondern nur das *Ganze* des Affekts. Wenn aber *anbetungswürdig* alles sagt, so sagt es zugleich doch auch, was denn ‚Alles' fehlt, es will jenen Aspekt des Anderen bezeichnen, dem mein Verlangen *speziell* gilt, aber dieser Aspekt ist nicht zu bezeichnen; nie werde ich etwas von ihm wissen; meine Sprache stammelt, lallt immer dann, wenn ich ihn auszusprechen versuche" (Barthes 1984, S. 38).

Nicht anders scheint es sich beim Essen zu verhalten. Wir stammeln: „Oh, schmeckt das lecker", und damit hat es sich. All die wunderbare Prosa über die verschiedenen Weine weist im Grunde nur darauf hin, dass die Sprache zum Geschmack nicht richtig findet. Genau, wenn ich ein besonderes Verlangen habe, genau dann werde ich sprachlich blind und stumm. Wie soll ich jemandem erklären, dass ich Pfannkuchen besonders liebe? Obwohl ich an der Erklärung scheitere, macht mich diese Liebe tendenziell einzigartig.

Zur Figur „Askese" führt Barthes aus: „Die Askese (die asketische Anwandlung) wendet sich an den Anderen: dreh dich um, schau mich an, sieh, was du aus mir gemacht hast! Sie ist Erpressung: ich führe angesichts des Andern die Figur meines eigenen Verschwindens vor, zu dem es mit Sicherheit kommen wird, wenn er nicht nachgibt" (Barthes 1984, S. 43). Askese wäre so nicht Selbstübung, sondern anklagende Kommunikation, eine Variante des Hungerstreiks. Ich nötige und erpresse und gebe dem anderen die Schuld, am besten für alles. Ich bestrafe mich für etwas, für das im Grunde der andere bestraft werden muss. Um ihm seine Schuld vor Augen zu halten, demonstriere ich mit Verzicht, der tödlich enden kann. Würde der andere die Schuld abarbeiten, dann stände es in seiner Macht, eine Linie des Endes des Verzichts zu ziehen. Aber bei mir kann er das nicht. Es steht in meiner Macht, im Verzicht zu sterben. Und das ist mein Triumph und seine Ohnmacht.

Mit dem radikalen Schlankheitskult der westlichen Welt demonstrieren wir, dass wir entweder keine Überflussgesellschaft haben oder dass wir trotz Überfluss uns diesem entziehen. Wir kommen dem Schuldvorwurf aus der so genannten „Dritten Welt" zuvor, der darin bestehen könnte, dass wir auf ihre Kosten so ein gutes Leben haben, dass wir essen, während die Menschen dort verhungern Und wir klagen die „Dritte Welt" an, dass es uns so dreckig geht. Dazu kommen noch die ganzen Lebensmittelskandale, die mit Zusatzstoffen und Aromen vergifteten Lebensmittel. Uns geht es fürwahr nicht gut, und das soll alle Welt wissen.

Die kurzen Ausführungen zu der Übersetzbarkeit der Fragmente einer Sprache der Liebe in eine Sprache des Essens sollen andeuten, dass diese möglich ist, aber mit dem bisher Gesagten noch keinesfalls abgeschlossen ist. Dennoch sollen die Differenzen zwischen diesen beiden Sprachen nicht außer Acht gelassen werden. Die Liebe hat mit einem menschlichen Gegenüber zu tun, das agiert und auf mich reagiert, das versucht, mich zu verstehen. All das ist vom Essen nicht zu erwarten.

Einleitung 2

Barthes schreibt über die Liebe, Foucault über die Sexualität. Beide gehören der gleichen Generation an. Beide sterben fast im gleichen Jahr, Foucault an den Folgen einer HIV-Infektion, Barthes an den Folgen eines Verkehrsunfalls. Beide wurden sie mit Lacan und Lévi-Strauss Strukturalisten genannt. Foucault wies diese Zuordnung überwiegend zurück, Barthes nicht.

Ließ sich mit Barthes die Sprache der Liebe in die Sprache des Essens anteilig übersetzen, so funktioniert dies weniger gut, wenn Foucaults Analyse der Sexualität näher angeschaut wird. Dann besteht eine seltsame Diskrepanz zwischen dem Diskurs über die Sexualität und dem über Essen.

Foucault hat drei Bände geschrieben, die sich „Sexualität und Wahrheit" nennen, in denen er allerdings auch Essen thematisierte. Aber er hätte sie nicht unter „Essen und Wahrheit" veröffentlichen können. Vermutlich wären mit diesem Titel weit weniger Käufer gewonnen worden. Somit scheint es so zu sein, dass auch im Themenfeld der Philosophie/Soziologie „sex sells".

Sex scheint aufregender, geheimnisvoller, verrufener als Essen zu sein. Das Erregende und Anstößige, das, was der Enthüllung harrt, das ordnen wir der Sexualität zu. Sex ist noch immer der primäre Ort des Verbotenen, des möglichen Skandals, der Blamage. Auch wenn das Essen in unseren Tagen von Verboten umstellt ist, ist die Verbotsübertretung, auch bei der Bulimia nervosa, vergleichsweise brav und harmlos. Wenn wir erfahren, dass ein Star bulimisch gewesen ist, dann wird unsere Phantasie nicht so sehr angeregt, als wenn wir mitbekommen, dass eine berühmte Schauspielerin lesbisch ist.

Möglicherweise hat das Primat des Sexes als potenzieller Skandal mit der traditionellen Verbotsordnung der christlichen Religionen zu tun, die die Sexualität

© Springer Fachmedien Wiesbaden 2015
C. Klotter, *Fragmente einer Sprache des Essens,*
DOI 10.1007/978-3-658-07065-6_2

eher ins Rampenlicht rückten als das Essen, das ohne Zweifel auch reglementiert war etwa durch verordnete Fastentage.

Foucault hat die Sexualität nicht jenseits der Macht gesehen, er hat ihr keinen Inselzustand zugebilligt. Er hat herausgearbeitet, wie die ars erotica von der Sexualität abgelöst worden ist, die biologisch-wissenschaftlich konzipiert ist. Am Beispiel der Sexualität formulierte er seine Annahme, dass die Macht auch positiv arbeite und nicht nur repressiv. Sie verschaffe auch neue Lüste, da sie bestimmte Praktiken wie die Masturbation verböte, und vor allem das Verbot die Masturbation attraktiv mache. Er hob hervor, dass wir uns über unsere sexuellen Praktiken, und seien diese auch abweichende, Identität verschaffen. Über diese versuche ich meine Biographie zu verstehen, die Beziehung zu meiner Mutter einzuordnen, etc.

Die 68er haben Foucaults Thesen nicht sonderlich wohlwollend rezipiert, konzipierten sie doch die Sexualität als die Möglichkeit zur Befreiung. Foucault entzog ihnen so ihre Spielwiese.

Heute, wo mit den Ideen der zu befreienden Sexualität und der Befreiung durch Sexualität kein Blumentopf mehr zu gewinnen ist, weil fast alles möglich ist, soweit der Partner oder die Partnerin davor gefragt worden ist, hat das Essen in gewisser Weise die Funktion der Sexualität der 68er Generation übernommen. Es wird politisch kontextualisiert etwa durch Konzepte zur Nachhaltigkeit, zur Ökologie, zur Ethik des Essens; es wird ideologisiert zum Beispiel als Vegetarismus, als Veganismus. Es besteht dann ein Freund-Feind-Verhältnis zwischen den bösen Spießern, die noch immer Fleisch essen, und den guten Nichtfleischessern, etc. Vegetarismus und Veganismus dienen dann der Identitätsbildung und -abgrenzung. Das Essen ist zum Schauplatz der (vermeintlichen) Befreiung geworden, wenn ich zum Beispiel beginne, mich orthorektisch zu ernähren.

Die eben genannten Diskurse über das Essen sind subkulturell entstanden und rühren nicht aus dem Mainstream. Sie setzen die 68er Parole „Wir wollen es anders" mit anderen Mitteln fort.

Der Mainstream hat andere Diskurse über das Essen. Dominant ist das Thema Gesundheit. Essen soll dazu dienen, als Individuum, aber auch als Bevölkerung oder *Volk*, als Nation gesund und *stark* zu bleiben und Krankheiten zu verhindern und so die Krankheitslast und -kosten zu reduzieren. Wer diesen Diskurs als Individuum nicht tatkräftig unterstützt, wird negativ sanktioniert. Gesundheit und gesundes Essen haben sich deutlich moralisiert. Zentrale europäische Tugenden wie die Mäßigung, die über Jahrtausende Gültigkeit besitzen und eine Zivilisation zusammen halten, werden so aufrechterhalten.

Denjenigen, die den so genannten inneren Schweinehund nicht im Zaum halten können, den Übergewichtigen und damit vermeintlich Unmäßigen, droht nicht nur Ungemach in Form von Stigmatisierung und Diskriminierung, sie sind gleichsam dazu verdammt, etwas zu unternehmen, etwa ein Diät durchzuführen. Sie werden bei diesem Unternehmen nicht alleine gelassen. Es liegen unzählige und sich widersprechende Kostregimes vor, wie eine *erfolgreiche* Diät durchzuführen sei. In der Regel sind es Glaubensbekenntnisse, die diese Kostregimes fundieren. Sie sollen auf den Weg der Tugend, der Mäßigung, zurückführen, sie sollen, aber sie tun es nicht.

Alternative Ernährungsformen und der Mainstream, der durch die DGE vertreten wird, erscheinen weit voneinander entfernt zu sein, aber sie konvergieren in einem bestimmten Habitus der kontrollierten und tendenziell asketischen Lebensweise. Sie haben sich alle der europäischen Idee der Mäßigung verschrieben.

Neben den Empfehlungen der DGE zur gesunden Lebensführung hat sich noch ein anderer Gesundheitsdiskurs etabliert. Obliegt es dem Einzelnen, die Empfehlungen der DGE umzusetzen, geht es also hier um das eigene Gesundheitsverhalten, so richtet sich der andere Diskurs auf die Gefahren, die von außen allenthalben und unentwegt lauern, nämlich in den Lebensmitteln, die zu süß, zu fett sind, die gefährliche Aromen und Zusatzstoffe enthalten, die auch ohne Lebensmittelskandal unsere körperliche, aber auch geistige Gesundheit unterwandern. Höchste Vorsicht ist geboten. Am besten ist es, nur noch das zu essen, was der eigene Garten hergibt. Konnten unsere Vorfahren im 19. Jahrhundert an den üblen Folgen der Masturbation ihre Gesundheit einbüßen, so ist es heute der unbedachte Kauf beim Discounter, der nicht ähnliche, aber vergleichbar schwere Folgen haben kann. Das Panorama der Gesundheitsängste hat sich also tendenziell verschoben. Obwohl wir eine immer noch steigende Lebenserwartung haben und nahezu doppelt so alt werden wie unsere Vorfahren vor 100 Jahren, fühlen wir uns von Lebensmitteln vergiftet, ungeachtet des Umstandes, dass es genau die ausreichende Versorgung mit Lebensmitteln ist, die dazu beiträgt, dass wir immer länger leben. Und auch hier können wir ein Freund-Feind-Verhältnis konstruieren: da wir, die Unschuldslämmer und Opfer, dort die böse Lebensmittelindustrie, die uns an den Kragen will.

Dann gibt es noch einen anderen Essensdiskurs, der Essen mit edler Kultur verbindet. Ein Mensch mit dem Anspruch, kulturell hoch zu stehen, hat gleichsam die Pflicht, eine sehr gute Ernährungskompetenz zu besitzen, angefangen von den sieben unterschiedlichen Olivenölen, die seine offenen Küchenregale zieren, die er geschmacklich nicht nur zu unterscheiden weiß, sondern selbst im Urlaub in der Toskana erworben hat; fortgesetzt in einem gut sortierten Weinkeller. Natürlich kann dieser Mensch exzellent kochen, was er mit seinen Freunden oft macht, um dann über Stunden hinweg zu essen und zu reden, aber niemals große Portionen. Er frisst und säuft nicht. Er ist ein entspannter Genießer, der maßvoll von Natur aus ist. Kurzum: Er ist vollkommen kultiviert.

Angenommen dieser Mensch hat einen Partner oder eine Partnerin, angenommen, das Bett wird nach dem Essen geteilt, dann muss sich dieser Mensch im Bett total konträr zum Essenstisch verhalten. Er muss spontan, wild und leidenschaftlich sein, sein Verstand darf keine Rolle spielen. Da muss er Tier sein.

Der Kulturmensch kann sich medialer Unterstützung sicher sein. Es mangelt nicht an Kochshows im Fernsehen, er kann unter zahlreichen bis zahllosen Kochbüchern aussuchen, in den Social Media wird er ebenfalls fündig.

So lässt sich nicht sagen, dass es keine Diskurse zum Essen gibt. Zu fragen bleibt, über welche Aspekte des Essens nichts gesagt wird, was aus den Diskursen ausgeschlossen bleibt.

Beim Thema Sexualität war bei den 68ern die Aufforderung, darüber zu reden, mit der mehr oder weniger impliziten Idee verbunden, den Sex aus den repressiven Zwängen der Gesellschaft zu befreien. Der erste Schritt zur Befreiung bestand im Reden, so die Konzeption. Wer redet, macht sich seiner Unterdrückung als Frau, als Schwuler bewusst und kann dann beginnen, sich der Repression zu entziehen, sich gemeinsam zu wehren.

Wenn nun angesprochen wird, was beim Thema Essen ausgeschlossen wird, dann ist damit nicht der Anspruch verbunden zu befreien, eher zu reflektieren, warum unser kollektiv betriebenes restringiertes Essverhalten nicht nur in dem Prozess der Zivilisation (Elias) gründet, sondern auch religiöse Wurzeln besitzt, und über die Essensregeln der christliche Glaube säkularisiert und wirkmächtiger denn je in der breiten Bevölkerung vorhanden ist. Er ist weit davon entfernt, sich verabschiedet zu haben. Eine nicht leicht zu beantwortende Frage könnte so formuliert werden: Warum wird der christliche Glaube nicht manifest als Glaube gelebt, sondern verdeckt über Essensvorschriften? Warum wollen wir uns von dem Glauben frei wähnen?

Beim Thema Sexualität sind wir froh und stolz, den Vorgaben der Kirchen nicht gerecht zu werden. Nicht so beim Essen. Mit dem Sex beschwören wir eine freie und hedonistische Gesellschaft, in der jede und jeder darüber entscheiden darf, wie sie oder er über Sex denken will und wie sie oder er sexuell handeln will Mit unserem streng normativ geregelten Essverhalten bomben wir uns gleichsam in vormoderne Zeiten zurück, in denen es keine Wahlmöglichkeiten gab, in denen der Regent vorgab, welchen Glauben die Bevölkerung haben durfte.

Es ist nicht von der Hand zu weisen, dass sich jede Gesellschaft darüber definiert, was erlaubt und was verboten ist, etwa welche Lebensmittel als essbar und nicht essbar gelten. Deshalb nimmt es nicht wunder, wenn eine Gesellschaft verbindlich vorgibt, wie gegessen wird, welche Manieren eingehalten werden sollen. Es ist aber überraschend, wie rigoros unsere Vorstellungen über Essen und Schlankheit sind. Unser Essverhalten lässt sich auch vor dem Hintergrund des radikalisierten Schlankheitsideals in eine Formel gießen: Esse am besten nichts oder sehr wenig!

Es ist nicht minder überraschend, dass wir fast alle akzeptieren, dass unsere Kultur in unsere Körper massiv eingreift, in etwas so Privates, das sich Körper und Essen nennt. Es wird medial diskutiert, wie Privatheit durch das Internet verloren gehen kann. Es wird nicht diskutiert, warum wir uns vorschreiben lassen, was wir in welchen Mengen essen und wie schlank wir sein sollen. Ob wir dies dann auch tun und umsetzen, ist ein anderes Kapitel.

Wenn unsere Gesellschaft ein Gesetz erlassen würde, das den Sex vor der Ehe verbietet, dann gäbe es einen riesigen Aufschrei. Auch eine soziale normative Erwartung, auf den Sex vor der Ehe zu verzichten, würde auf keine Gegenliebe stoßen. Doch die soziale Erwartung, sich gesundheitsgerecht zu verhalten und schlank zu sein, wird akzeptiert, wie rigoros das Schlankheitsideal auch immer sein mag. Da gibt es keine Freiheitsgrade, keine Spielräume. Marylin Monroe könnte heute nicht mehr Schauspielerin sein, sie würde kein Star mehr werden, keinen Playboy-Titel würde sie zieren.

So sind wir bezüglich der Einstellung gegenüber dem Essen und der Schlankheit radikal vormodern. Möglicherweise halten wir Freiheit und Demokratie nicht so gut aus, zumindest nicht auf allen Ebenen. Wenn die gesellschaftliche Kontrolle des Essens zu den modernen Machtstrategien dazu gehört (Foucault), dann ist das für uns kein Problem. Im Gegenteil. Und darüber wollen wir auch nicht reden, genau so wenig wie über die christliche Fundierung unseres Essverhaltens, wollen wir doch dem Anschein nach den Glaubensvorschriften entkommen sein.

Die rigiden Essens- und Gewichtsnormen könnten verstanden werden als Gegengift zur offenen demokratischen Gesellschaft, als Wirbelsäule eines Ordnungssystems in der im 19. Jahrhundert so gefürchteten Massengesellschaft ohne feste feudale Struktur. Sie geben jedem Menschen Halt und Orientierung, sie schaffen gemeinsamen Sinn, sie verorten jeden in einer Verteilung von Normerfüllung und quantifizierbarer Abweichung. Sie geben jedem einen Platz, über den er und sie sich identifizieren können. Zu fragen bleibt, ob wir diese starre Ordnung brauchen, oder ob sie eher aus der übermächtigen Angst vor der diffusen und unbeherrschbaren Masse geboren ist und eigentlich in der Strenge überflüssig ist. Unsere Gesellschaft würde höchstwahrscheinlich überleben, beziehungsweise besser leben, wenn die Freiheitsgrade größer wären, wir liberaler mit Essen und Gewicht umgehen würden und wir einen gemeinschaftsstiftenden Sinn diskursiv-reflexiv herstellen und nicht blind normativ. Dann könnten wir reden über die in der Schlankheitsnorm eingebettete Tugend der Mäßigung, anstatt sich ihr zu sklavisch unterwerfen und uns damit permanent selbst zu demütigen.

Wir könnten beginnen, die Idee der Mäßigung anders zu interpretieren. Keine Frage, dass Mäßigung nicht nur Restriktion bedeutet, sondern auch die beneidenswerte Fähigkeit, Herr und Frau über den eigenen Körper, ihm also nicht ausgeliefert zu sein. Wir können froh sein, unsere Aggression, unseren Hunger, unsere sexuellen Impulse kontrollieren zu können. Wir beginnen keine Schlägerei, wenn wir uns über jemanden ärgern, wir verspeisen keinen Hamburger in der Oper und wir fallen nicht über jemanden her, wenn wir sexuell begehren.

Wir sollten aber nicht dichotom teilen zwischen der guten Mäßigung und der bösen Maßlosigkeit. Maßlos und unersättlich zu sein, kann zuweilen großartig sein. Verteufeln wir die Maßlosigkeit, wollen wir etwa stets restringiert essen, dann überfällt sie uns. Restriktives Essverhalten begünstigt den unkontrollierbaren Essanfall (Klotter 2007). Erst über die Maßlosigkeit finden wir Gefallen an der Mäßigung. Immer maßlos zu sein, ist eintönig und langweilig. Aber diese notwendige Verschränkung von Maß und Maßlosigkeit ist den Gesundheitsexperten hierzulande, aber auch weltweit, zuwider. Sie fordern permanente Askese und verorten die Maßlosigkeit implizit als aus dem Reich des Bösen kommend. Der *Exzess* beim Essen eines 5-Gänge-Menüs, das Trinken von mehr als einem Glas Wein gilt als verwerflich, fast als undenkbar.

Barthes (1984) umschreibt das Zusammenspielen von Maß und Maßlosigkeit so: „Ich fülle mich (ich bin erfüllt), ich häufe an, aber ich überschreite die Grenzen des bloßen Mangels: ich bringe ein *zuviel* hervor, und in diesem *zuviel* kommt es zur Erfüllung (das *zuviel* ist das Reich des Imaginären: sobald ich mich nicht mehr im *zuviel* bewege, fühle ich mich betrogen; *angemessen* bedeutet für mich *nicht genug*" (Barthes 1984, S. 93). Damit ist aber die Reise nicht abgeschlossen: „Das Übermaß hat mich zum Maß geleitet" (Barthes 1984, S. 95). Das Zuviel muss sein, damit ich umfänglich satt bin und dann zurückkehren kann zu dem dann angenehmen Maß. Das Imaginäre ist nicht nur für die Liebe reserviert. Auch beim Essen spielt es eine zentrale Rolle. Wenn ich Eis esse, dann esse ich Sommer, Sonne, Strand, Meer, ferne Länder.

Jullien (2005) erblickt in diesem Dualismus von Maß und Maßlosigkeit manichäisch-gnostisches Denken: da das Reich des Guten, dort das des Bösen, da das Reich des Lichtes, dort das der Finsternis. Er begreift diese Dichotomie als intellektuelle Bequemlichkeit:

> Jene Bequemlichkeit folglich, die darin besteht, jede der beiden Seiten zu isolieren und Licht und Schatten, gleich zwei antithetische Welten, in zwei Lager zu scheiden, kurzum, beide auf eine eigene Entität zurückzuwerfen und aus ihnen Rollen machen: Gut und Böse. Denn obschon sie sich gemeinhin nicht mehr zu dieser Tradition bekennt, das Böse zu einer eigenen Kraft zu machen und davon ausgehend die Geschichte zu verkürzen und dramatisch zuzuspitzen, kehrt jene Versuchung

manichäischer Art immer wieder: Die Versuchung, zum primitiven, heute kaum ver-
änderten Antagonismus zwischen Licht und Finsternis zurückzukehren, den Anderen
zu verteufeln, ja den Anderen bloß noch zur Verteufelung zu gebrauchen und sich auf
die ‚Achse des Bösen‘ zu berufen. (Jullien 2005, S. 53 f.)

Mit Hilfe dieser dichotomen Logik fällt es wohl nicht schwer, etwa die Lebensmittelindustrie für die sogenannte Adipositas-Epidemie verantwortlich zu machen.
Der Bevölkerung, fähig Auto zu fahren, das Smartphone zu bedienen, einer Arbeit
nachzugehen, wird unterstellt, dass sie nicht wissen könne, was sie an Lebensmitteln einkaufe. Sie werde durch die Lebensmittelindustrie in die Irre geführt und auf
eine üble Art manipuliert.

   In der Sprache der Psychoanalyse nennt sich dualistisches Denken Spaltung,
ein primitiver Abwehrmechanismus, der darin besteht, dass ich negative Selbstanteile nach außen verlagere, zum Beispiel auf die Lebensmittelindustrie, und sie
dann verfolge. Ich selbst bin dann das reine Gute, das Objekt das reine Böse. Das,
was ich abwehren muss, ist zum Beispiel der Impuls, dass ich gerne Fettes und
Süßes esse, etwa in Form von Schokolade. Da ich mir dies nicht zugestehe, muss
ich die Lebensmittelindustrie verteufeln. Die nach außen verlagerten negativen
Selbstanteile versuche ich im Objekt zu vernichten, oder gar das ganze Objekt.
Ich ertrage dann nicht, dass ich böse sein kann, und ich ertrage nicht, dass die
Lebensmittelindustrie viele gute Seiten hat. Natürlich ist ohne Spaltung das Leben
komplizierter. Ich bin vielschichtig, das Objekt auch. Ohne Spaltung kann ich mich
aber bemühen, etwas bei mir zu ändern, ich kann mich schuldig fühlen und nach
Wiedergutmachung streben.

   Das Böse wäre so ein Teil von mir, es gehört zu meiner inneren Natur. Diesem
Teil zu folgen, wäre ein Fehltritt (Jullien 2005, S. 56). Das Böse könnte auch ent-
stehen, wenn ich etwas Gutes tun will, dieses aber misslingt. Es entspringt dem
Fehlen des Guten. Es ist so eine Schwäche. Und es gehört zum Menschsein dazu:

Ist es denn nicht eben die Möglichkeit, Böses zu tun, die den Menschen von den
stumm ablaufenden Vorgängen abtrennt und ihn zum Menschsein erhebt – die also
die menschliche Natur fördert? Denn erhebt der Mensch sich nicht, gerade weil er zu
dem Bösen fähig ist, über die Tierwelt und entdeckt an sich jene Freiheit, aufgrund
der er, da er nicht mehr bloß eine Wesenheit ist, nicht nur leben (nach dem Modell
aller ‚Lebewesen‘), sondern existieren kann (mit einem persönlichen Schicksal)?
(Jullien 2005, S. 59)

Ich werde zum Menschen, indem ich die Freiheit habe, zwischen dem riesigen Burger und einem Salat zu wählen. Die Wahl muss auch auf den Burger fallen können.
Menschliche Kulturen praktizieren dies auch so. Es gibt Fastenzeiten, aber es gibt
auch Weihnachten, Ostern, Kirmes, Oktoberfest, also kollektiv organisierte Über-
tretungen des Gebots der Mäßigung.

Wenn der Dualismus von Gut und Böse, von Licht und Schatten beiseitegelassen wird, dann hört der ausgerufene Krieg gegen Adipositas auf, der im Übrigen zur Ausbreitung von Essstörungen führt. Wir verdammen Übergewicht nicht mehr, wir verachten die Adipösen nicht mehr. *Wir* sind dann auch nicht mehr die rein Guten, wir sind so anfällig wie die anderen, vielleicht anfällig für andere Probleme, die nicht besser sein müssen als der Hang zum Übergewicht.

Zu diesem Text:

In ihm tauchen einige Redundanzen auf, die ich in Kauf genommen habe, um nicht mit ständigen Verweisen auf andere Kapitel und Abschnitte das Lesen erheblich zu erschweren und die Zusammenhänge aus dem Blick zu verlieren. Damit ist auch dem Umstand Rechnung getragen, dass nicht alle Leserinnen und Leser das gesamte Buch lesen werden, sondern eben einzelne Kapitel, die dann doch eine gewisse Einheit bilden sollten.

Franziska Fett hat die Mühe auf sich genommen, diesen Text gegen zu lesen. Dafür danke ich sehr!

Eine Fallgeschichte

3.1 Mira

Mira ist 13 Jahre alt. „Wir haben eine liebe Tochter, unsere Mira!", sagen Michael und Maria Schneider übereinstimmend. Michael, das ist ihr Vater, der bei einer Lebensmittelhandelskette für das Marketing zuständig ist. Maria arbeitet halbtags als pharmazeutisch-technische Angestellte, allerdings nicht am Wohnort, sondern 120 km entfernt. Bei schlimmen Staus oder bei Wintereinbruch sitzt sie ab und zu länger im Auto als auf ihrem Stuhl an ihrem Arbeitsplatz. „Das passiert aber nicht öfters als drei- bis viermal im Jahr", beschwichtigt Maria, „über meine Arbeit kann ich mich nicht beschweren". Sollte sie auch nicht, schließlich braucht die Familie Schneider ihr Gehalt, um den Kredit für das Eigenheim abzubezahlen. Zwar hat Michael mit seinen Freunden ganz viel selber am Haus gewerkelt, aber trotzdem liegt der Kredit an der Schmerzgrenze der Familie.

Mira, Michael und Maria sind nicht die einzigen Schneiders. Da gibt es noch Paul, Miras unglaublich quirligen Bruder, drei Jahre älter, bis vor kurzem noch ihr bester Freund, der sie so manches Mal beschützt und gerettet hat, aber nun irgendwie auf Distanz gegangen ist. „Keine Ahnung warum", denkt Mira, spricht ihn aber nicht darauf an. Sie weiß auch nicht wie.

Dass eine Unterrichtsstunde in der Schule ihr Leben auf den Kopf stellen könnte, hätte Mira niemals geglaubt. Schließlich war sie auch nicht die aufmerksamste Schülerin in den letzten beiden Jahren. Eher träumte sie vor sich hin. Was der Lehrer sagte, gut, für sie war es nicht so wichtig. Aber trotzdem schaffte sie es, dem Unterricht zu folgen. Ihre Noten waren nicht gut, aber auch nicht besorgniserregend.

© Springer Fachmedien Wiesbaden 2015
C. Klotter, *Fragmente einer Sprache des Essens*,
DOI 10.1007/978-3-658-07065-6_3

Zur Unterrichtsstunde war Frau Müller als Ernährungsberaterin angekündigt worden. Niemand kannte sie davor.

Als sie anfängt vorzutragen, macht es Mira so wie immer in letzter Zeit. Sie denkt darüber nach, wo sie nachher shoppen könnte. Für ein Sommer-T-Shirt müsste ihr Taschengeld reichen, wenn sie bestimmte Geschäfte meidet.

In ihre Ohren dringt auf einmal das Wort „Übergewicht". Dem folgt „Adipositas" oder so ähnlich. Mira kann sich vorstellen, was Übergewicht ist, aber von Adipositas hat sie noch nie gehört. Aber es muss etwas Schlimmes sein. Frau Müller stellt ihre Stimme auf einmal von fast tonlos auf dramatisch um, so wie wenn jemand im Fernsehen, in den Nachrichten verkünden muss, dass die UFOs nun wirklich die Erde angreifen würden – keine Fantasie, keine Science Fiction mehr, nein, sie attackieren nun wirklich und wollen die Erde untertan machen, und einige scheinen schon unter uns zu sein. Auch wenn Mira nicht weiß, was Adipositas ist, ihr ist in Sekundenschnelle klar, dass es sich um eine üble Seuche handeln muss. Es fallen Begriffe wie Volkskrankheit, Herzkreislauferkrankungen. Da erinnert sich Mira, dass der Vater ihres Vaters, also ihr Großvater, an irgend so etwas leiden muss und derzeit in Kur ist. Als ihr Vater Michael davon erzählte, war ihr sein Gesicht düster und aussichtslos erschienen. Mira hatte ihren Vater so noch nie gesehen.

Auf einmal taucht eine Kette von Erinnerungen in ihr auf: Michael, als er von der Krankheit ihres Großvaters berichtet, wie sein Blick nach unten wandert und auf seinem Bauch hängen bleibt. Tatsächlich, Mira kommt nicht umhin festzustellen, dass der Bauchumfang von Vater größer geworden ist. Kein Wunder bei dem Stress, den er auf der Arbeit hat, bei einer Handelskette, die einmal blühte, und jetzt eher im Rückwärtsgang arbeitet. Dass Großvaters Bauch eine gehörige Reichweite hat, das war Miras Meinung nach schon immer so gewesen.

Dummerweise fällt ihr noch ein drittes Bild ein: Wie sie letzte Woche in einem ziemlich teuren Shop ein T-Shirt anprobiert und sie dieses, ja doch, über ein paar Speckfalten auf ihrem Bauch hieven muss. Sie hat sie schon früher irgendwie bemerkt, aber jetzt springen sie ihr in die Augen. Der Spiegel in der Ankleide lässt keinen Zweifel daran, dass das schwarze T-Shirt, na, wie soll sie es sagen, klemmt. „Dann werde ich also bald so aussehen wie Großvater", schießt Mira durch den Kopf. Seine Krankheiten jagen ihr hierbei nicht die geringste Angst ein, aber ihr Aussehen! Blieben die Blicke ihrer Freundinnen nicht schon ab und zu auf ihrem Röllchen hängen, schickten sie sich nicht schon an, den Mund zu öffnen und zu sagen: „Mira! Ganz schön fett geworden."

Wenn Mira ganz ehrlich mit sich sein will, und das kann sie zuweilen schon, muss sie anerkennen, dass sie ein bisschen mehr isst als sonst, zumindest könnte es so sein: der Früchtejoghurt am Morgen, die Snacks in der Schule, ein bisschen

Kuchen nach der Schule, das tolle Abendessen, bei dem die ganze Familie zusammensitzt, außer Paul hat Fußballtraining. Auf jeden Fall, ihre Maria, ihre Mutter, kocht super. Fast unwiderstehlich.

Dem Vortrag von Frau Meier, nein sie heißt Frau Müller, kann Mira jetzt gar nicht mehr richtig folgen. Gedanken martern sie: Was, wenn das so weiter geht? Habe ich dann mit 14 so eine Plauze wie Vati? Dann guckt mich garantiert keiner von den Jungs mehr an! Noch finden sie mich ganz süß. Glaube ich zumindest. Aber vielleicht lästern sie schon über mich. Wann kippt das freundliche auffordernde Lächeln in blanken Spott? Sie weiß ja, was die Jungs so über die Mädels reden, die nicht stromlinienförmig sind. Nein, das möchte sie nicht erleben. Auf keinen Fall. Eher würde sie die Schule wechseln. Aber das bringt ja auch nichts, dort sind ja auch Jungs. Und wenn sie richtig nachdenkt, sind es weniger die Jungs, die so hart urteilen, als die Mädels. Die sind nicht so harsch in der Sprache, reden nicht vom fetten Arsch oder von Elefantenbeinen, aber sie sind treffsicherer und unbarmherziger: „Mira, ich glaube, Du brauchst eine neue Kleidergröße." Das wird vermeintlich anteilnehmend vorgetragen, ist aber knallhart gemeint. Im Grunde hat sie mehr Angst vor den Freundinnen als vor den Jungs. Das ist sonnenklar.

„Aber was soll ich denn tun?", Mira hat auf die von ihr gestellte Frage keine Antwort. Eigentlich fühlt sie sich verzweifelt, nein, sie *ist* verzweifelt und ratlos.

„Da ich eh ein Morgenmuffel bin, kann ich auf das Frühstück verzichten, und kann sogar später aufstehen." Dieser Plan scheint perfekt zu sein, muss sie doch mit Paul seit einem Jahr alleine frühstücken, weil Maria um diese Uhrzeit schon auf der Autobahn ist, damit sie nicht so spät am Nachmittag nach Hause kommt und für die Kinder abends da sein kann. Der Plan ist nicht nur perfekt. Er ist so leicht umzusetzen. Das von der Mutter zerschnippelte und auf einen kleinen Teller gelegte Obst isst Mira. Sie weiß bereits, dass Obst kein Dickmacher ist. Den Joghurt stellt sie in den Kühlschrank zurück und das Müsli kippt sie in den Müll.

3.2 Maria

Miras Plan schien perfekt zu sein, hätte sie eine andere Mutter gehabt als Maria. Maria tut so gelassen und gleichmütig, tatsächlich beobachtet sie ihre Kinder, insbesondere Mira, mit Adleraugen. Nichts entgeht ihr. Natürlich ist ihr aufgefallen, dass Mira in die Breite gewachsen ist, nicht viel, fast nichts zu sehen, aber dennoch, ein Breitenwachstum, das Maria in dem Alter ihrer Tochter eigentlich als intolerabel erlebt. „Gerade jetzt", denkt sie, „wo sie mal mit Jungs was unternehmen könnte, gerade jetzt, muss das denn sein? Fühlt sie sich nicht unwohl in ihrem Körper? Warum muss sie sich das antun?"

Wenn Mira davon ausgeht, dass ihrer Mutter im Bio-Mülleimer die paar Flocken Müsli nicht auffallen, dann hat sie sich gewaltig geschnitten. Maria siebt das Müsli aus dem Müll, würde am liebsten Mira zwingen, es zu essen, damit sie endlich weiß, was Lebensmittelverschwendung ist. Maria würde Mira anbrüllen: „Du hast überhaupt keinen Respekt vor Lebensmitteln! Weißt Du nicht, dass Deine Urgroßeltern noch hungern mussten? Wach endlich auf! Bald bist Du erwachsen!"

Aber Maria verkneift sich das – ebenso das Ansprechen Miras wegen des ungünstigen Breitenwachstums. Maria hat doch auch ihre eigene Geschichte – mit dem Essen. Und glücklicherweise kann sie sich ganz gut daran erinnern. Niemals würde sie ein Sterbenswörtchen davon erzählen. Niemandem.

Maria war eine Spätgebärende: sage und schreibe 35 Jahre alt, als Mira das Licht der Welt erblickte. Lief trotzdem alles prima. Ist eben Maria. Damals und heute. Und morgen.

Maria gehörte zu der Generation von Frauen, die als Pubertierende die Erkrankung kreierten, die zeitgleich von der Fachwelt den Namen Bulimia nervosa bekam: die Ess-Brech-Sucht. Heute kaum noch verständlich, aber Maria war unglaublich stolz darauf, für sich eine Lösung für ihren unermesslichen Hunger und zugleich für ihren bedingungslosen Wunsch, schlank zu bleiben, gefunden zu haben: Erst fressen, so viel Du willst, dann raus damit, und morgen kann alles wiederholt werden. Für Maria war es die Quadratur des Kreises.

Heute ist sie darauf nicht mehr so stolz. Es war auch ziemlich eklig. Und sie hat niemandem davon erzählt außer ihrer Mutter, die das eh' wusste. Aber abgesehen davon, schützen sie diese Erinnerungen davor, Mira wegen ihres *ungezügelten* Essverhaltens anzumachen, auch nicht wegen des unterlassenen Frühstücks, auch wenn es schlicht und ergreifend pure Lebensmittelverschwendung war und immer noch ist.

Wenn Maria ihre Ess-Brech-Sucht einfällt, und dies ist für sie nicht immer lustig, gerät sofort etwas anderes in den Blick. Damals hätte sie zu ihren wenigen Freundinnen gesagt, dass sie gerne mit Männern flirte. Aber das ist nicht die ganze Wahrheit. Damals hätte es in der Amtssprache geheißen: HWG: häufig wechselnder Geschlechtsverkehr, heute nennt man das Gott sei Dank promisk, besser noch: liberal. So denkt sie sich das heute.

Auf jeden Fall kann sie sich nur an die wichtigsten Freunde erinnern. Viele männliche Gestalten, mit denen sie etwas hatte, bleiben im Dunkeln.

Als sie in ihrer zuweilen aufflammenden Verzweiflung einmal ihre Hausärztin um Rat fragte, antwortete diese nach einem immerhin 20minütigen Gespräch, dass sie aufgrund ihres mangelnden Selbstwertgefühls im Bett von Männern nach Anerkennung suche. Ja, danke, welche Erkenntnis, das wusste sie schon als 13jährige, als sie ins Bett mit einem Freund der Mutter stieg. Machte übrigens keinen Spaß. So wie meistens.

Verdammt, denkt sich Maria, das ist genau das Alter meiner Tochter. Aber die ist noch nicht so weit. Sie würde auch so etwas nie tun. Schließlich bin ich, Maria, nicht so wie meine Mutter: Marie. Und Marie hat alles versaut. Uns trennt weit mehr als nur der letzte Vokal unseres Vornamens.

Marie war so eine Hippie Earth Mother. Möchte nicht wissen, mit wem die alles rumgemacht hat, besser noch: mit wem sie es nicht gemacht hat. Dann die Drogen, die hat alles ausprobiert. Und das Essen. Jede Woche eine andere Ernährungslehre, mal indisch, chinesisch, mal Hindu, mal Buddha, keine Ahnung, was für ein Chaos. Aber bis vor kurzem war sie wirklich gertenschlank. Jetzt säuft sie zu viel und sieht aus wie ein Fass Wein. Aber Maria muss Marie glücklicherweise nicht oft sehen. Schließlich ist die mit ihrem letzten Lover nach Ibiza ausgewandert. Dort soll auch der Wein billiger sein. Viel Rente hat sie ja nicht.

Maria ist froh, dass sie nicht so geworden ist wie Marie. Sie hat gleich nach dem Realabschluss eine vernünftige Ausbildung gemacht (Marie hat davon gar nichts mitbekommen), ist heute noch immer im selben Beruf, ist stolz darauf, die ernährungswissenschaftlichen Fakten zu verstehen, hat den ganzen Fress- und Kotz-Hokuspokus hinter sich gelassen und weiß genau, dass die Regeln der DGE für sie goldrichtig sind; man muss sich nur richtig am Riemen reißen und eisern durchhalten. Dann hat man noch mit 48 die super Figur, um die sie ihre Freundinnen und im Grunde auch Mira beneiden. Zweimal Fitness-Studio, am Wochenende die 10 km joggen, alleine, Michael bekäme einen Herzinfarkt, und eben die Regeln der DGE, eisern wie immer.

Okay, da gibt es immer noch die dunklen Stellen, die Ausraster, wenn sie in der Stadt, in der sie arbeitet, mal so viel isst wie drei Bauarbeiter, oder auf den Betriebsfeiern wieder mal flirtet. Aber Betriebsfeiern finden ja nun einmal nicht täglich statt. Sei's drum.

Michael hat Maria kennen gelernt wie die anderen Männer, irgendwo in einer Bar, einem Club. Sie sitzt mit Freundinnen zusammen, er mit ein paar Kumpels paar Tische von ihrem entfernt. Er gefällt ihr, weil er ihr so weich erscheint, zwar ein bisschen schwabbelig, aber so ruhig und sanft. Seine Kumpels haben kantige und fast eckige Gesichter, Michael nicht. Sie muss ihn nur anschauen mit dem scheuen intensiven Blick eines Rehs, nach einem Bier kommt er zu ihr rüber und fragt, ob er sie zu einem Drink einladen darf. Sie gehen zusammen an den Tresen. Michaels Kumpels sind beeindruckt, wie er das so geschafft hat. Die Freundinnen von Maria haben sich daran gewöhnt, dass es so abläuft wie eben.

Für Maria ist es aber keine Routine. Michael ist anders als die anderen. Er ist so unendlich dankbar, dass er mit ihr die Nacht verbringen darf. Anders als die anderen, die am Morgen danach kurz angebunden Sätze sagen wie „Wir sehen uns" und dann die Tür hinter sich zu ziehen, frühstückt Michael strahlend und zufrieden mit ihr und möchte sie unbedingt heute Abend wieder sehen. Und er hört nicht auf, sie zu fragen, wer sie sei. Maria kann es gar nicht fassen.

3.3 Michael

Michael kann es auch nicht glauben, was sich da abgespielt hat. Da flirtet offensichtlich eine Frau mit ihren Augen mit ihm in seiner Lieblingsbar. Da steht er super da vor seinen Kumpels, die das gar nicht fassen können. Dann nimmt er allen Mut zusammen, geht zu ihr rüber, bekommt keinen Korb, nein, sie trinken was zusammen und dann auch noch diese Nacht bei ihr. Was für eine leidenschaftliche Frau! Er weiß nicht, dass für Maria die von ihm erlebte Leidenschaft auch ein hartes Stück Arbeit ist (er weiß es bis heute nicht). Und dann will sie ihn auch wiedersehen. Ihn, Michael.

Nach drei Wochen ist sie bei ihm eingezogen. Seine Wohnung sei auch größer als ihre. Alles super gelaufen. Das einzige, was ihn stört, aber er sagt dazu nichts, ist ihre Ess-Marotte. Alles muss gesund sein. Täglich Obst und Gemüse. Wenig Fleisch, wenig Fett, wenig Süßes. Michael tut das weh, kommt er doch aus einer Familie, in der täglich Fleisch auf dem Tisch stand. Sein Vater hatte sich vom einfachen Bauarbeiter zum Polier hochgearbeitet. Klar, dass da Fleisch auf dem Tisch stehen musste, um sich selbst und aller Welt zu zeigen, dass sie sich dies nun leisten konnten. Und das Bier. Das waren Zeiten, erinnert sich Michael, in denen auf dem Bau ein Bauarbeiter pro Tag einen Kasten Bier trank. Niemand hat sich daran gestoßen. Nur den Typen, der Milch trank, den mochte niemand.

Wenn Michael heute ein Bier zum Abendessen trinkt, dann scheint es ihm, als würde Maria ihn ein bisschen böse anschauen, im Sinne von: „Musst Du jeden Abend Bier trinken?" Aber da ist er Manns genug, um diesen Blick zu ignorieren. Das, was er abends zu Hause nicht genug an Fleisch bekommt, das holt er am nächsten Tag in der Kantine nach. Ein Schnitzel muss sein. Das genießt er richtig.

Michael plagen noch andere Essenssorgen. Er muss für ein Lebensmittelhandelsunternehmen Marketing machen, das sich seit Jahrzehnten Bio auf die Fahnen geschrieben hat. Michael ist ein guter Marketing-Mann, aber zu Bio fällt ihm nicht viel ein. Da müssen seine Mitarbeiter ran. Er ist öfters in den Supermärkten seiner Kette, um die Luft vor Ort zu schnuppern. Er muss sich eingestehen, dass er die Bio-Kundschaft nicht besonders leiden kann. Die tragen ihre Nasen so hoch und fühlen sich als bessere Menschen, wenn sie Bio kaufen. Sie fühlen sich auch als bessere Menschen, wenn sie kein Bio kaufen. Sie fühlen sich immer als bessere

Menschen. Michael, so hätte er das früher formuliert, geht dies auf den Sack. Und dann, wenn er auf den Parkplatz schaut, der sich direkt vor dem Supermarkt befindet, da sieht er nur Geländewagen, SUVs, schwere Limousinen. Nein, das ist nicht Michaels Welt, auch wenn er nun selbst im Eigenheim wohnt und sein Wagen auch nicht ganz übel aussieht.

Als Marketing-Mann muss Michael allerdings anerkennen, dass ein Trend ein Trend ist. Bio ist klar Trend. Die konkurrierenden Supermarktketten stellen seit Jahren ebenfalls auf Bio um. Vegetarismus ist Trend, und wie! Die Veganer erobern die Supermärkte. Menschen mit Glutenunverträglichkeit bekommen ihr eigenes Regal, auch die mit Laktoseintoleranz. In vielen seiner Supermärkte sinkt der Absatz von Fleisch und Fleischprodukten. Als Geschäftsmann sieht Michael diese Trends ganz nüchtern. Die Welt ändert sich eben.

3.4 Paul

Paul weiß auch, dass sich die Welt ändert. Er schwankt zwischen dem Essverhalten seines Vaters (so viel Fleisch wie möglich, wann immer es geht) und der radikalen Position seines bestens Freundes Tim, der seit einem Jahr Veganer ist und alles verteufelt, was vom Tier kommt. Er kann seine Haltung irgendwie nachvollziehen, er findet die Massentierhaltung auch nicht gut, er würde aber niemals auf Fleisch verzichten wollen. Schließlich gibt es auch eine gute Haltung von Tieren. Und Maria, seine Mutter, würde sicherlich eher sterben, als nicht darauf zu achten, woher das Fleisch kommt, das dann bei ihnen auf dem Tisch steht.

Paul leidet zwar unter dem Essensdiktat von Ma, zugleich findet er es cool, wie rigoros und geradlinig sie ist. Er würde auch gerne so sein. Eher ist er auf seinen Vater sauer, dass der zu Hause nicht einmal ein Machtwort spricht, auf den Tisch haut und laut sagt: „Und wo bleibt das Fleisch?" Und wirklich, ab und zu steht Paul vom Abendessenstisch auf und ist noch hungrig, weil das Fleisch fehlt. Er hat das Risotto, die Pasta mit Tomatensauce und den Kartoffelauflauf einfach satt.

Abgesehen davon: Er kann so viel essen, wie er will, er setzt kein Gramm Fett an. Das liegt sicherlich auch an seinem Fußballtraining und an den Spielen am Wochenende.

Paul findet ansonsten seinen Vater super, aber er setzt sich halt gegenüber seiner Frau nicht richtig durch, denkt er, wobei ihm dann auffällt, dass ihm das ähnlich geht. Zu Hause würde er nie Bier trinken, aber nach dem Training tut er das schon, quasi heimlich. Vor den Augen des Vaters ein Bier zu zischen, kein Problem, aber wenn es Mutter sieht: „Du bist noch viel zu jung, um Bier zu trinken", würde sie sagen. Vielleicht.

Auch wenn Paul am ehesten dafür der Auslöser ist, dass die Familie nicht immer zusammen isst, weil er eben wegen seines Trainings oft fehlt, ist er auch derjenige, der am meisten der Zeit nachtrauert, in der einmal am Tag alle zusammen am Tisch saßen und aßen und redeten – nein, von der Reihenfolge her müsste es eigentlich umgekehrt sein: Das Reden war ihm wichtiger als das gemeinsame Essen. Jetzt weiß er nicht einmal mehr, was seine Schwester so macht, wie es ihr in der Schule geht. Und wenn die Eltern weg sind, dann sitzen Mira in ihrem und er in seinem Zimmer. Sie treffen sich dann gerade zufällig in der Küche, wenn Mira im Kühlschrank nach etwas Essbarem kramt und er sich ein Brot schmiert.

Paul fällt auch auf, dass sein Vater später von der Arbeit kommt, kein Wunder bei seinem dortigen Stress. Mitunter verpasst er das Abendessen und falls dem nicht so sei, setzt er sich danach an das Notebook, um, wie es alle so schön sagen, die Mails zu checken. Tagsüber komme er nicht mehr dazu, sagt er.

3.5   Die Revolte, die nicht stattfindet

Paul hat Tim mit Mira bekannt gemacht, oder Paul hat Mira mit Tim bekannt gemacht. Auf jeden Fall ist Mira von Tim schwer beeindruckt. Seinem Veganismus kann sie sich nach ein paar Stunden Überzeugungsarbeit von Seiten Tims uneingeschränkt anschließen.

Am Abendessenstisch verficht sie seine Thesen und hofft, ordentlich provozieren zu können. Insgeheim hofft sie aber, dass eine Umstellung auf eine vegane Ernährungsweise ihr Breitenwachstum reduzieren könnte. Denn egal, welche Diät sie ausprobiert hat, nichts hat wirklich geholfen. Im Gegenteil: Das Essen ist für sie damit noch unwiderstehlicher geworden. Aus den eher imaginierten und befürchteten Fettröllchen sind nun reale geworden, zwar immer noch kaum zu sehen, was aber Mira nicht daran hindert, daran zu verzweifeln und jede Sekunde ihres wachen Lebens darüber zu grübeln.

Ihre Provokation mit dem Veganismus funktioniert nicht. Michael meint, dass er die Veganer durchaus verstehen könne, kaufen die meisten Menschen doch Fleisch von nicht artgerecht gehaltenen Tieren. In seiner Supermarktkette sei dies allerdings ganz anders. Schon seit vielen Jahren. Allerdings könnten sich nicht alle Menschen diese Preise leisten.

Maria bringt zum Ausdruck, dass sie sich sehr freut, wenn ihre Tochter über das Essen, was auf den Tisch kommt, einmal nachdenkt. Alleine, Veganismus könne zur Mangelernährung führen. Deshalb gebe es in diesem Haus keine vegane Ernährungsweise. Punkt. Und sie schlägt vor, sich überwiegend vegetarisch zu ernähren – überwiegend, um ihren Mann nicht total vor den Kopf zu stoßen.

Nach einigen weiteren Diskussionen an den nächsten Abenden am Abendessenstisch einigt sich Familie Schneider in der Tat auf eine *überwiegend* vegetarische Lebensweise. Michael und Paul freuen sich auf das Essen morgen in der Betriebskantine und in der Schulmensa. Und Mira verspricht sich davon das Ende des Breitenwachstums. Maria sieht sich als eigentliche Siegerin. Das richtige Essen setzt sich eben durch, denkt sie. Und Michael kann es nicht schaden, mal ein bisschen gesünder zu essen. Es wird ihm gut tun. Sie ist eben eine gute Mutter und eine perfekte Ehefrau.

3.6   Was lernen wir aus Miras Geschichte

Die gut gemeinte Ernährungserziehung etwa in der Schule vermag nicht nur positive Effekte zu erzielen. Bei Mira führt sie dazu, dass sie ihr eigenes Gewicht auf einmal als Problem sieht und mit ihrer Figur unzufrieden wird. Prinzipiell kann zum Beispiel Ernährungserziehung als Element der Prävention von Adipositas dazu führen, dass die Entstehung von Essstörungen wie Magersucht begünstigt wird (Klotter 2007a).

Adipositas kann wie bei Miras Großvater die Entstehung von Herz-Kreislauf-Erkrankungen begünstigen, sie führt aber nicht automatisch zu diesen. Eine Gruppe unter den Adipösen erleidet hiervon keinen gesundheitlichen Schaden. Übergewicht, also ein BMI zwischen 25 und 30, ist mit der höchsten Lebenserwartung verbunden. Das in den Medien, aber auch von etlichen Gesundheitsexperten produzierte Katastrophenbild, dass mit Übergewicht, schlimmer noch mit Adipositas (einem BMI ab 30) der gesundheitliche Untergang droht, ist nicht angemessen (Flegal et al. 2013; Klotter 2014). Bei Miras Vater könnte die Angst vor den gesundheitlichen Folgen von Adipositas krankmachender wirken als seine Wohlbeleibtheit. Zudem könnte seine Lebensqualität leiden. Er fühlt sich schlecht und kann sich mit seinem dicken Bauch nicht ausstehen.

Wir leben in einer Gesellschaft, die von ihren Mitgliedern verlangt, möglichst dünn zu sein, so dünn wie die Models auf dem Laufsteg, also eigentlich magersüchtig. Wer diese Schlankheitsnorm nicht erfüllt, fühlt sich ungenügend und wird tendenziell unglücklich. Es müssen nur geringfügige Gewichtsschwankungen wie bei Mira auftreten, schon beginnt der Teufelskreislauf zwischen dem

- mit der eigenen Figur nicht zufrieden sein,
- dann versuchen, weniger zu essen,
- damit teilweise zu scheitern,

- aus dem Gefühl des Scheiterns den Schluss zu ziehen, dass jetzt eh' alles egal ist,
- deshalb mehr oder unkontrolliert zu essen,
- ein bisschen Gewicht zuzulegen,
- damit noch unzufriedener zu sein etc.

Mädchen wie Mira können mit ihrer Figur auch unzufrieden sein, wenn ihr Gewicht völlig unproblematisch ist, wenn überhaupt nichts vorliegt.

Mädchen machen sich für die Jungs hübsch und wollen wegen ihnen eine gute, sprich: schlanke Figur haben – diese naheliegende Annahme ist nur anteilig berechtigt. Möglicherweise gewichtiger als deren Urteile sind die anderer Mädchen, denen unterstellt wird, dass sie gnadenloser richten, sollte eine von ihnen die ideale Figur verlieren. Dies entspringt weniger einem Konkurrenzverhalten – darüber zu triumphieren, dass die Freundin an Gewicht zulegt und sie selbst nicht –, als vielmehr sich untereinander darauf aufmerksam zu machen, der Schlankheitsnorm eventuell nicht zu entsprechen. Mädchen und junge Frauen begreifen sich so als Hüterinnen der geltenden Norm.

Miras Mutter Maria weiß glücklicherweise, dass sie ihre Tochter nicht übermäßig kontrollieren, also nicht im Bio-Müll nach Miras weggeworfenem Müsli fahnden sollte, schließlich will sie sie nicht einengen. Aber ein bisschen anders als ihre eigene Mutter möchte sie es schon machen. Ihre Mutter Marie ließ ihr alle Freiheiten, um es positiv zu beschreiben, kümmerte sich einfach nicht um sie, um es negativ auszudrücken. Anstatt von Marie versorgt zu werden, aß sie übermäßig, versorgte sie sich also selbst. Im Nachhinein findet Maria in dieser Hinsicht ihre Bulimia nervosa gar nicht schlecht, lernte sie mit ihr doch, was Versorgung sein kann. Und die Männergeschichten waren doch dafür gut, dass sie ein bisschen Aufmerksamkeit bekam, was sie von ihrer Mutter nicht gerade behaupten konnte.

Maria weiß nicht, dass Mira derzeit Gefahr läuft, essgestört zu werden, womöglich bulimisch, genauso wie sie in ihrer Jugend. Sie weiß nicht, dass auf der unbewussten Ebene psychosomatische Störungen wie Essprobleme von Generation zu Generation weitergegeben werden können. Eigentlich müsste es Maria ahnen. Warum schließlich schmeißt Mira das Müsli in den Müll? Das kann, streng genommen, nur daran liegen, dass Mira ihre Figur in Gefahr sieht. Und damit hat sie ja auch ein bisschen Recht, denkt Maria.

Maria ahnt ein bisschen, dass sie selbst um ihre Top-Figur kämpft, weil sie eben nun einmal älter wird und weil nun einmal ihre Tochter besonders hübsch ist. Ihr stehen alle Türen offen. Und ihr? Maria? Sie muss sich langsam an den Gedanken von Wechseljahren gewöhnen. Und die Männer? Sie sehen ihr längst nicht mehr so hinterher wie früher, als sie noch alle Chancen hatte. Damals hat sie es nicht einmal erlebt, dass ein Mann sie abgewiesen hätte. Oder vielleicht ist dies ihr auch nur entfallen. Ist auch besser so.

Maria ahnt nicht, dass sie ihr Essproblem gleichsam an Mira delegiert hat. Hat sie in ihrer Jugend unkontrolliert gegessen, tendiert nun Mira heute dazu, während Maria total geregelt isst – fast immer – und Sport betreibt. Ähnlich eines Co-Alkoholikers genießt sie unbewusst mit Mira deren leichte Essanfälle, die sie sich selbst stets (fast stets, mit den genannten Ausnahmen, von denen ihre Familie glücklicherweise nichts weiß) versagen muss, was auf Dauer echt hart ist.

Michael gehört zu der leicht aussterbenden Spezies deutscher Männer, die noch nicht von Bier auf Wein umgestellt haben, die noch nicht auf ihre Figur achten, die noch nicht Vegetarier oder Veganer geworden sind und sich auch keiner anderen alternativen Ernährungsrichtung angeschlossen haben, die so essen, wie ihre Eltern dies auch getan haben. Zumindest zu Anteilen oder in der Kantine am Arbeitsplatz. Er liebt seine Frau Maria. Mit ihrer Art zu essen, kann er allerdings teilweise wenig anfangen. Aber des lieben Friedens willen sagt er dazu nichts. Aber im Grunde nervt ihn ihr striktes Ernährungsregime schon. Ein bisschen aus Protest dagegen trinkt er dann abends nicht nur ein, sondern zwei, drei Biere. Das tut ihm dann richtig gut.

Auch wenn Michael nun im schicken Eigenheim wohnt, seine Herkunft hat er nicht verraten. Deshalb mag er die Bio-Konsumenten nicht richtig. Er weiß, dass Bio eine Produktgruppe geworden ist, mit dem sich die sozial besser Gestellten von den schlechter Gestellten abgrenzen. Er muss zugeben, dass seine Familie auch eine typische Bio-Konsumenten-Familie ist. Einerseits ist er stolz darauf, es geschafft zu haben, besser gebildet zu sein als sein Vater, mehr Geld zu verdienen, andererseits will er damit irgendwie nichts zu tun haben. Er kann dann denken, dass das ganze Bio-Zeug halt nur so eine Marotte seiner Frau ist.

Er muss allerdings anerkennen, dass er mit dem Konsumstil seiner Frau eventuell nicht dasselbe Schicksal erleiden muss wie sein Vater, der nun wirklich herzkrank ist. Das will Michael nicht werden, alleine schon wegen seiner Kinder, die ihn noch paar Jahre haben sollten.

Wenn Michael gut gelaunt ist, was nicht so häufig in letzter Zeit vorgekommen ist, dann schaut er in einen seiner Supermärkte und denkt: Die Welt ist bunter geworden. Die Supermärkte sind bunter geworden. Was für eine Vielfalt. Jeder bekommt das, was er braucht: Milch ohne Laktose, Brot ohne Klebereiweiß. Es fällt ihm dann ein, dass das Essen aus seiner Kindheit doch recht eintönig war. Fleisch, eine Beilage wie Kartoffeln (meistens waren es Salzkartoffeln) und Salat (Kopfsalat), jeden Tag das Gleiche, und zum Frühstück Brot mit selbst eingemachter Marmelade. Damals war das alles in Ordnung, aber heute? Im Grunde will er nicht zurück.

Paul ist ein *Mischgewächs*. Er folgt seinem Vater in der Vorliebe für Fleisch, findet aber seine Mutter auch richtig cool, weil richtig konsequent. Wäre er nicht auch mit Mas Ernährungsbewusstsein konfrontiert, dann hätte er von Tim mit seinem Veganismus Abstand genommen. Aber so versteht er das auch und findet es beeindruckend, was Tim alles über Ernährung weiß und wie er versucht, Menschen davon zu überzeugen, dem Fleisch abhold zu werden. Tim ist ein echt guter Redner, denkt Paul.

Paul ist derjenige, dem es am ehesten auffällt, wie sich Esskultur verändert. Zwar bemüht sich die gesamte Familie darum, gemeinsame Mahlzeiten zu haben. Aber sein eigenes Fußballtraining und außerordentliche Termine der anderen führen dazu, dass die Regelmäßigkeit ein bisschen verloren geht. Das liegt natürlich auch daran, dass Michael derzeit so viel zu tun hat. Die sogenannte Flexibilisierung der Arbeit, die sich in die sogenannte Freizeit reinfrisst, beeinträchtigt die familiale Esskultur.

Fragen, die nun beantwortet werden müssen

- Warum kommt die Ernährungsberaterin, Frau Müller, in den Unterricht von Mira? Welches Anliegen hat sie? Erreicht sie ihr Anliegen?
- Wenn Frau Müller Ernährungserziehung macht, um das (teils vermeintliche) Gesundheitsproblem Adipositas zu reduzieren, dann ist zu fragen, wie es historisch und kulturell einzuordnen ist.
- Wie ist unser rigides Schlankheitsideal entstanden? Welche Funktionen erfüllt es?
- Was hat es auf sich mit den Diäten, die dazu dienen sollen, der vorherrschenden Schlankheitsnorm zu entsprechen?
- Wenn das Schlankheitsideal und das Diäten zu einem problematischen Essverhalten führen, wie lässt sich dieses in welche Formen von Essstörungen differenzieren?
- Gibt es noch ein weniger oder nicht gestörtes Essverhalten und wie lässt sich dieses historisch und kulturell einordnen?
- Was bedeutet Esskultur heute? Wie ist sie historisch entstanden?
- Wie greift die Psyche in das Essverhalten ein? Wie lässt sich eine Ernährungspsychologie umreißen?

Legitimation von Ernährungsinterventionen – Für wen treten Ernährungsexperten ein?

4

Es ist für uns selbstverständlich, dass wir durch bestimmte Organisationen oder durch Medien darüber belehrt werden, was wir in welchen Mengen essen sollen. Aber: Wie ethisch ist es überhaupt, den Menschen ihre Ernährung vorschreiben zu wollen? Und vor allem: Wie ethisch sind die zugrunde liegenden Absichten? Mit welchem Recht greifen Ernährungsexperten in einen der letzten anteilig unregulierten Bereiche des Alltags ein und wessen Wohl steht dabei im Fokus? Widerspricht diese Form der Bevormundung nicht dem Bild einer Gesellschaft, die sich aus eigenverantwortlichen, mündigen Bürgern zusammensetzt?

Im Folgenden soll in einem ersten Anlauf (ausführlicher wird einiges noch weiter unten diskutiert) versucht werden, diese Problematik näher zu beleuchten und darzulegen, dass Ernährungsexperten möglicherweise nicht in erster Linie das Wohl ihrer Klienten vor Augen haben, sondern dieses in einem Spannungsverhältnis aus ökonomischen, politischen und sozialen Erwartungen sogar zum Teil untergeht. Diese kritische Entwicklung unterliegt dem Druck einer Gesellschaft, die ihre Normen und Werte zunehmend auf die Bereiche Gesundheit und Körper überträgt, für dessen Design das Individuum selbst verantwortlich sein soll. Als dem Kapitel zugrunde liegendes Beispiel wurde daher Übergewicht als Form eines aus gesellschaftlicher Sicht überwiegend als misslungen betrachteten Körperbildes gewählt. In der Konsequenz unterliegen übergewichtige Menschen gegenwärtig einer besonders strengen medialen und sozialen Sanktionierung.

© Springer Fachmedien Wiesbaden 2015
C. Klotter, *Fragmente einer Sprache des Essens*,
DOI 10.1007/978-3-658-07065-6_4

4.1　Ein Beispiel

Im folgenden fiktiven Beispiel soll veranschaulicht werden, dass Ernährungsberatung (wie jede Form von Beratung) nicht in einem Machtvakuum angesiedelt ist (Foucault 1978), sondern von unterschiedlichen Interessenlagen durchdrungen sein kann. Wenn eine ethische Anforderung an jede Form von Beratung ist, dass die Beraterin die Interessen der zu beratenden Person vertreten muss, dann ist die Umsetzung dieser Anforderung nur dann tendenziell möglich, wenn die unterschiedlichen Interessenlagen kritisch reflektiert werden. Zu eliminieren sind die unterschiedlichen Interessenlagen nicht. Sie sind real vorhanden. Diese werden nun überspitzt im Sinne der Idealtypenbildung nach Max Weber skizziert (1988, S. 190 ff.):

Eine deutsche Krankenversicherung hat eine Mitarbeiterin, Frau E., die Ernährungsberatung durchführt. Zu ihrer Sprechstunde kommt Frau A., 31 Jahre alt, verheiratet, zwei kleine Kinder, die einen Body-Mass-Index (BMI) von 31 hat, aber keine damit einhergehenden Folgeerkrankungen. „Noch nicht", denkt Frau E., als sie den Bericht des Hausarztes von Frau A. liest. Auch ihr Bewegungsapparat weist keine Beeinträchtigungen auf. Im Sommer schwitzt sie aber leicht, und beim Treppensteigen kommt sie außer Atem. Wenn sie nicht vor dem Spiegel steht, fühlt sich Frau A. sehr wohl und attraktiv. Schwimmbad, Sauna und Strand meidet sie. Was sie massiv ärgert, ist, wie ihre Umwelt teilweise auf sie reagiert: mit abfälligen Bemerkungen hinter ihrem Rücken, mit verächtlichem Gesichtsausdruck, mit dem Satz einer Kassiererin in ihrem Supermarkt, als Frau A. ihre Lebensmittel auf das Transportband legt: „Muss es denn so viel sein?" Diesen Supermarkt hat sie nicht mehr betreten, obwohl er der nächste zu ihrer Wohnung ist. Sie fühlt sich so vital und lebenslustig, dass sie die Empfehlung ihres Arztes, sie möge doch bitte abnehmen, nicht versteht und sich eher von ihm abgelehnt fühlt. Wie viele Ärzte haben das zu ihr schon gesagt: vor den Schwangerschaften, während der Schwangerschaften und danach! Sie kann es nicht mehr hören.

Als Frau A. der Ernährungsberaterin Frau E. gegenübersitzt, rafft sie ihren ganzen Mut zusammen und sagt mitten im Besprechen des für sie noch zu erstellenden Ernährungsprotokolls: „Eigentlich will ich gar nicht abnehmen. Mir geht es gut. Meine Kinder und mein Mann lieben mich so, wie ich bin." Frau E. ist verwirrt und antwortet in ihren Augen besonnen: „Das kann ich gut verstehen. Es geht ihnen ja im Moment gut, und sie kriegen alles hin, aber dass dies so bleibt, ist eher unwahrscheinlich. Je älter Sie werden, umso eher bekommen Sie Diabetes und andere unangenehme, mit Adipositas verbundene Krankheiten. Wenn Sie jetzt etwas tun, dann kann Ihnen vieles erspart bleiben." Wäre Frau E. in diesem Augenblick nicht in ihrer Rolle als Ernährungsberaterin gewesen, hätte sie möglicherweise einen anderen Ton angeschlagen: „Schauen Sie doch mal in den Spiegel. Sie sind schwab-belig. Was meinen Sie, wie lange Ihr Mann das noch mit Ihnen aushält? In ein paar Jahren steigen wegen Ihres zu erwartenden metabolischen Syndroms meine Abgaben für die Krankenversicherung. Auch die Arbeitgeberanteile an der Kran-kenversicherung steigen. Damit ist der Wirtschaftsstandort Deutschland gefährdet. Nur weil Sie sich nicht zu beherrschen wissen und alles in sich hineinfressen, wie es Ihnen so passt. Das mache ich doch auch nicht. Meinen Sie, mir fällt es leicht, auf so vieles verzichten zu müssen? Ich muss mich doch ständig zusammenneh-men. Spaß macht das nicht, aber ich will doch nicht so fett wie Sie werden."

Frau A. merkt, dass sich Frau E. innerlich aufregt, und schlägt genüsslich zu-rück. Das kann sie gut. Schließlich ist sie wissenschaftliche Mitarbeiterin am Uni-versitätsklinikum: „Sicherlich kennen Sie die Studien, insbesondere von Katherine M. Flegal et al. (2013), die sehr gut belegen, dass ein BMI zwischen 25 und 30 mit dem niedrigsten Mortalitätsrisiko korreliert. Nehmen Sie es mir nicht übel: Wir sind ungefähr gleich alt. Sie sind, wenn ich das so sagen darf, untergewichtig. Die gruppenstatistische Wahrscheinlichkeit, dass ich Sie überlebe, ist ziemlich hoch. Aber selbst, wenn dem nicht so wäre, wenn, wie früher angenommen, ab einem BMI von 25 Gesundheitsbeeinträchtigungen entstünden, dann wäre ich, wie die OECD berechnet hat, ein Wohl für die Gesellschaft, weil ich kürzer leben und die Rentenkassen in geringerem Umfang in Anspruch nehmen würde" (OECD 2010).

Frau E. ist sprachlos, schweigt und ringt dann um Worte: „Leider höre ich bei Ihnen deutlich heraus, dass Sie im Moment nicht motiviert sind abzunehmen. Da-für mögen Sie gute Gründe haben. Ich denke, dass es für Sie im Moment nichts bringen würde, eine Ernährungsberatung in Anspruch zu nehmen." Frau A., sehr zufrieden mit sich, lächelt: „Ich denke, Sie haben Recht. Ich melde mich, wenn ich es mir anders überlegt habe. Und danke für die Beratung." Auch wenn Frau A. in ihren Augen einen rhetorischen Sieg errungen hat, ist sie nicht sicher, ob Frau E. vielleicht doch nicht ganz Unrecht hat. Schließlich fällt ihr das Treppensteigen immer schwerer und die Knie tun ab und zu weh – ein bisschen.

4.2   Für wen arbeitet Frau E., wenn sie mit Frau A. spricht?

Das fiktive Beispiel zeigt, dass es unklar ist, für wen Frau E. arbeitet. Ist sie wie eine Rechtsanwältin nur für die Interessen ihrer Klientin da, dann muss sie diese vorbehaltlos schützen; bei Frau A. also dazu beitragen zu klären, ob sie überhaupt abnehmen will. Zudem müsste sie als Rechtsanwältin einen Prozess gegen eine Gesellschaft führen, die Übergewicht massiv diskriminiert. Frau E. macht dies aber nicht. Sie hat sozusagen viele Klienten:

- Eine Klientin wäre durchaus auch Frau A., deren Gesundheit sie präventiv schützen will.
- Ein anderer Klient wäre ihr Arbeitgeber – ihre Krankenversicherung –, die versucht, die Anzahl schwerer Krankheitsfälle zu reduzieren. Hat eine kleine Krankenkasse zu viele schwere Krankheitsfälle, so kann sie sich auf dem Markt nicht halten. Schließlich können 5 % der Versicherten 50 % der Gesamtausgaben verursachen (Schönermark et al. 2010, S. 72).
- Ein weiterer Klient kann die Gesellschaft sein. Talcott Parsons (1951) führte aus, dass unsere Gesellschaft quasi aus Überlebensgründen daran interessiert ist, dass jeder Mensch möglichst wenig krank ist und nicht allzu früh stirbt, damit er die von ihm verursachten Kosten wieder einspielt: „From a variety of points of view, the birth and rearing of a child constitute a ‚cost' to the society, through pregnancy, child care, socialization, formal training and many other channels. Premature death, before the individual has had the opportunity to play out his full quota of social roles, means that only partial‚return' for this cost has been received" (ebd., S. 430). Naheliegenderweise erscheint im Lichte des Ansatzes von Parsons eine behandlungsbedürftige Erkrankung als ein für die Gesellschaft unerwünschter Zustand, droht sie doch die Wahrscheinlichkeit zu senken, dass ein Mitglied der Gesellschaft seine Kosten wieder einspielt. Parsons führt weiter aus, dass Krankheit nicht nur somatisch fundiert ist, sondern auch psychosomatisch oder motivational. Wer etwa nicht arbeiten will, kann so beim Arzt angeben, depressiv zu sein, und wird anschließend krankgeschrieben. Damit die Gesellschaft nicht die Kontrolle über Krankheiten und kranke Menschen verliert, muss sie nach Parsons die Rolle des Kranken definieren: Der Kranke ist vorübergehend von den Erwartungen befreit, die an ihn als Nichtkranken gerichtet sind. Er ist verpflichtet, ärztliche Hilfe anzunehmen und den Anweisungen des Arztes zu folgen. Er muss bereit sein, wieder gesund zu werden. Die Gesellschaft muss wiederum alles dafür tun, dass der sekundäre Krankheitsgewinn nicht allzu groß wird. Die Vorteile durch das Kranksein dürfen nicht größer sein als der Wunsch, wieder gesund zu werden. Kranksein muss demnach mit erheblichen Unannehmlichkeiten verbunden sein.

4.3 Welche Konsequenzen zieht Frau A.?

Wenn Frau E. die Gesundheit ihrer Klientin Frau A. langfristig verbessern will, dann würde sie im Wesentlichen nur für Frau A. arbeiten. Schließlich geht es um ihr Wohlbefinden, auf dass sie möglichst lange beschwerdefrei lebe. Aber das ist natürlich auch im Interesse ihrer Krankenversicherung – eine glückliche Fügung.

Diese verstärkt sich, wenn im Sinne Talcott Parsons Frau A. wohl in der Lage sein wird, die Kosten zurückzuzahlen, die sie ihrer Gesellschaft verursacht hat.

Dieser Fall findet jedoch nicht statt, wenn Frau A. nicht daran denkt, ihren BMI zu reduzieren, wenn Frau A. eigene Vorstellungen von ihrem Gewicht hat, wenn Frau A. in Frau E. nicht ihre Rechtsanwältin erblickt, sondern eine Gesundheitspolizistin unserer Gesellschaft, die damit beschäftigt ist, das nahezu Intimste, das Frau A. besitzt, nämlich ihren Körper, im Interesse gesellschaftlicher Belange zu kontrollieren und mithin zu enteignen. Dann könnte Frau A. sauer werden und das herausbilden, was in der Psychologie Reaktanz genannt wird: Widerstand, in diesem Fall gegen gesellschaftliche Anforderungen. Sie wird sagen: „Mein Körper gehört mir!" Das Stückchen Kuchen schmeckt ihr dann noch wesentlich besser. Dessen Verzehr wird einer kleinen Rebellion gleichkommen, die als Ritual täglich triumphierend wiederholt wird. Frau A. spürt, dass die Formel des selbstverantwortlichen Umgangs mit dem eigenen Körper nichts anderes bedeutet, als das zu tun, was die Gesellschaft erwartet. Dass Frau A. diese kleine Revolte startet, ärgert wiederum Frau E. Sie würde sich gerne in der Öffentlichkeit darüber beschweren, dass Frau A. noch immer zu fett und süß isst und keine Einsicht zeigt.

4.4 Können die Richtlinien von WHO und DGE Frau E. helfen?

Die eben genannten Konfliktlinien werden nicht dadurch entschärft, dass sich Frau E. auf die Empfehlungen übergeordneter Organisationen, wie die Ottawa-Charta zur Gesundheitsförderung der World Health Organization (WHO) oder die Leitlinien der Deutschen Gesellschaft für Ernährung (DGE), beruft. Deren Zielsetzungen sind so unscharf gehalten, dass Frau E. darin unterstützt wird, vielen Klienten gleichzeitig zu dienen.

Da ist zwar in der Ottawa-Charta zu lesen: *„Health promotion action aims at making these conditions favourable through advocacy for health"* (WHO 1986). Aber es wird nur allgemein von Anwaltschaft für Gesundheit gesprochen. Dass unterschiedliche Akteure unterschiedliche Interessen haben können, dass das Verhältnis von Individuum und Gesellschaft konflikthaft sein könnte, davon ist nichts zu lesen.

Dieses Problem findet sich auch im Leitbild der DGE: „Ziele und Aufgaben der DGE sind es, ernährungswissenschaftliche Erkenntnisse zu vermitteln und die Gesundheit der Bevölkerung in Deutschland durch gezielte, wissenschaftlich fundierte und unabhängige Ernährungsaufklärung und Qualitätssicherung zu fördern" (DGE 2012). Das mögliche Spannungsverhältnis zwischen gesellschaftlichen Anforderungen und dazu widersprüchlichen Bedürfnissen der Bevölkerung wird auch hier nicht sichtbar.

Sowohl die Ottawa-Charta als auch die DGE klammern zudem etwas aus: dass Gesellschaften einen gewissen Zwang auf die Individuen ausüben müssen, damit sie zum Beispiel arbeiten, damit sie keine Gesetze brechen. Bezüglich der Ernährung verhält es sich ähnlich wie bei der Arbeit. In Deutschland wird niemand gesetzlich dazu gezwungen zu arbeiten, es gibt keine Arbeitslager; vielmehr bekommen selbst die, die nicht arbeiten, staatliche Unterstützung. Bezogen auf Arbeit und Ernährung drohen bei Nichteinhaltung gesellschaftlicher Erwartungen keine Gefängnisstrafen, sondern soziale Ausgrenzung und Entzug gesellschaftlicher Anerkennung.

In diesem Zusammenhang muss aber die Frage notwendigerweise gestellt werden, ob eine Gesellschaft bezüglich der Arbeit und des Essens gleichermaßen Druck aufbauen darf. Arbeit ist eine gesellschaftliche Verpflichtung. Ohne kollektive Arbeit kann eine Gesellschaft nicht überleben. Da ist gesellschaftlicher Zwang – in angemessenem Umfang – notwendig. Das Essen wäre eher der Privatsphäre zuzurechnen, massive Eingriffe des Staates sowie eine Überpräsenz des Themas in Medien und Öffentlichkeit fördern eher die oben erwähnte Reaktanz. Zudem ist wissenschaftlich sehr schwierig zu belegen, welche Ernährung nun die richtige ist – vor allem die individuell richtige. Schließlich unterscheiden sich die Menschen hinsichtlich ihrer Gene, Konstitution, Lebensbedingungen und weiterer Einflussfaktoren. Allerdings ist gegenwärtig die Entwicklung zu verzeichnen, dass Arbeit und Essen ähnlichen Zwängen unterworfen werden.

4.5   Orientierung an der Psychologie?

Im traditionellen Selbstverständnis von Psychotherapie ist der Therapeut stets auf der Seite seines Klienten – ähnlich einem Rechtsanwalt. Der Verhaltenstherapeut, der hilft, unerwünschtes Verhalten zu modifizieren, kann bei Frau A. allerdings nichts tun, weil für sie selbst ihr Essverhalten ja nicht unerwünscht ist. Die Psychoanalyse, deren Therapieziel es neben der Behandlung psychischer sowie psychosomatischer Erkrankungen unter anderem ist, die Arbeits- und Liebesfähigkeit des Patienten zu erhalten oder zu steigern, hätte bei Frau A. ebenfalls keinen Handlungsbedarf. Schließlich klagt sie weder über Arbeitsschwierigkeiten noch über Beziehungsprobleme. Ein Gesprächspsychotherapeut versucht empathisch, den subjektiven Sinnhorizont des Klienten zu verstehen und gibt keine Ratschläge, nur Anregungen. Also auch hier ist Fehlanzeige zu vermelden: Der Gesprächspsychotherapeut würde niemals darauf drängen, dass Frau A. Gewicht reduziert.

Macht es also die Psychotherapie richtig und die Ernährungsberaterin in diesem Beispiel falsch, weil sie nicht nur Frau A. als Klientin sieht, sondern auch ihre Krankenversicherung und die Gesellschaft? Aber so einfach erschließt sich diese Problematik nicht. Die Krankenversicherung, die die Kosten der psychotherapeutischen Behandlung übernimmt, hat selbstverständlich auch ein Eigeninteresse. Sie hofft, bei der Wiederherstellung der psychischen Gesundheit eines Versicherten langfristig Kosten zu dämpfen, indem zum Beispiel der Versicherte keiner stationären Behandlung bedarf. Auch wenn der Psychotherapeut also kein Übergewicht bei Frau A. behandelt, so ist es doch zumindest naheliegend, dass – wenn sich ihre psychische Gesundheit verbessert, sofern sie denn behandlungsbedürftige psychische Probleme gehabt hätte – sie ein wertvolles Mitglied dieser Gesellschaft sein kann, das 50 Jahre lang arbeitet und möglichst wenig krank wird. So arbeitet auch die Psychotherapie indirekt für die Krankenversicherung und die Gesellschaft und ist nicht zu idealisieren. Dennoch ist zu betonen, dass die Psychotherapie im Gegensatz zu Frau E. gesellschaftlichen Druck nicht unmittelbar auf Frau A. ausüben würde. In diesem Sinne kann die grundsätzliche Haltung der Psychotherapie durchaus als Orientierung für die Ernährungsberatung dienen.

4.6 Gesetz – Norm – Anerkennung

Schlankheit, eine gesunde Lebensführung und die Entscheidung für die richtige Ernährung sind in unserer Gesellschaft moralisiert (Barlösius 2011) und bilden normative Erwartungen, deren Nichteinhaltung negativ sanktioniert wird. Das vorgestellte fiktive Beispiel veranschaulicht dies. Die Ernährungsberaterin, Frau E., hat einerseits Verständnis für Frau A. Andererseits ist sie von gesellschaftlichen normativen Erwartungen durchdrungen, die, wenngleich unterschiedlich, in allen menschlichen Kulturen existieren. Zu diesen hat die Philosophin Maria-Sibylla Lotter (2012) einen theoretischen Rahmen entwickelt, der mir für die hier behandelte Thematik von grundlegender Bedeutung zu sein scheint:
„So wie sich die Bedeutung von ‚Staat' in Abgrenzung zur Fiktion eines nichtstaatlichen Naturzustands bestimmen lässt, so kann auch ein imaginärer (wenn auch sehr rudimentärer) Begriff der Person in Abgrenzung von einem menschlichen Naturzustand entworfen werden" (Lotter 2012, S. 18). Der fiktive Naturzustand käme ohne Normen und Ideale aus, würde keine moralischen Gefühle wie Scham und Schuld kennen (Lotter 2012, S. 20). Im Staat als solchem sei dies jedoch anders: „Wenn eine Person normative Erwartungen enttäuscht, dann wird angenommen, dass sie einen Fehler gemacht hat und nicht diejenigen, die sich

eine unzutreffende Erwartung hinsichtlich ihres mutmaßlichen Verhaltens gebildet hatten" (Lotter 2012, S. 20).

Also der Einzelne fehlt und nicht die Gesellschaft. Nicht die Festlegung von Schlankheitsanforderungen ist zu bedenken, sondern alleine diejenigen sind zu bezichtigen, die den Anforderungen nicht gerecht werden und sich schämen und schuldig fühlen. Ein genialer Schachzug: Die Normierer und die Normierungen geraten aus dem Blick – wie die Kamera, die filmt. Im Film ist die Kamera nicht zu sehen. Die gleichsam gefilmten Objekte, etwa die Dicken, werden zwar aufgrund ihrer Normabweichung nicht ins Gefängnis gesteckt:

> Seit Kant verstehen die Philosophen jedoch unter dem Geltungsanspruch der Moral etwas anderes als das, was die Lebenskunst oder Klugheit empfiehlt. Moralische Einsichten, so formuliert Habermas dieses Moralverständnis, ,sagen uns, was wir tun sollen'. Diese Schwierigkeit, begrifflich auszudrücken, worin eigentlich das Moment des Normativen besteht, hängt mit dem Umstand zusammen, dass Normen zwar die Willkür der Personen einschränken, nach unserem Alltagsverständnis aber nicht im Sinne eines Zwanges, gegen den die Personen nichts tun können. (Lotter 2012, S. 35)

Die Menschen sollen schlank sein und sich gesundheitsgerecht verhalten, aber sie werden dazu juristisch nicht gezwungen. Trotzdem dürfen diejenigen, die die Norm nicht einhalten, gesellschaftlich stigmatisiert werden, möglicherweise sogar stärker, als wenn ein Zwang ausgeübt werden würde. Lotter führt weiter aus: „Die Normengeltung [hängt] vielmehr auf mysteriöse Weise davon ab, dass die Personen selbst motiviert sind, sich entsprechend einschränken zu lassen" (Lotter 2012, S. 36). Die Übergewichtigen akzeptieren die Schlankheitsnorm und wollen sie eigentlich auch erreichen, zumindest die Mehrheit der Übergewichtigen. Das Einhalten von Normen ist so kein Automatismus, sondern subjektiv vermittelt. Die Frage ist, wie es dazu gekommen ist Dazu muss etwas weiter ausgeholt werden:

In der Neuzeit setzte sich die Idee eines auferlegten Gesetzes durch, das weder von Gott kommt, noch transparent oder vernünftig sein muss, sondern vielmehr mit Macht verbunden ist. „Die moralischen Gesetze sind also nicht deshalb verpflichtend, weil man einsieht, dass sie vernünftig und gut sind. Verpflichtung ist vielmehr Nötigung: Der Einzelne ist genötigt, diesen Gesetzen Folge zu leisten, weil ihre Missachtung Sanktionen nach sich zieht" (Lotter 2012, S. 38). Die Menschen akzeptieren die Gewaltandrohung, weil sie letztlich für sie nützlich ist, um „einen rechtlosen Zustand illegitimer Gewalt zu beenden, in dem der private Krieg aller und die Selbstjustiz das gemeinsame Wohl und die Selbsterhaltung bedrohen" (Lotter 2012, S. 40).

Eine Gesellschaft funktioniere aus dieser Perspektive mittels Macht. Kant habe dieser juristischen Macht eine vernunftgeleitete Moral gegenübergestellt:

Wenn man von Kant und den modernen Staatstheorien ausgeht, dann „gelten" Normen auf zweierlei Weisen, auf eine juristische und auf eine rein moralische. Die einen stützen sich auf Angst und Eigeninteresse, die anderen auf Vernunft. Wir haben es hier mit einem kulturell tief verankerten Bild vom Menschen zu tun, der auf der Vorderseite als Vernunftwesen auftritt, auf der Rückseite aber als ein asoziales Tier, das durch Angst konditioniert werden muss. Demnach wäre die Moral zwar etwas höchst Achtenswertes, aber auch etwas, womit man in der Realität eher nicht rechnen sollte. (Lotter 2012, S. 50 f.)

Lotter hebt bezüglich der Position von Kant zwei Punkte hervor, die sie auch kritisiert: Erstens ist diese Moral tendenziell individuell. Es ist mein Entwurf von Moral und potenziell von niemand anderem. Mit Kant beginnen Romantik und Anarchismus. Zweitens, und das betont Lotter besonders, trägt diese Moral nicht, sie ist löchrig wie ein Schweizer Käse, nur rudimentär handlungsleitend.

Wir haben hehre moralische Ziele, die wir nicht umsetzen können. Diese Lücke macht unsere Gesellschaft beispielsweise am Übergewicht fest, nicht etwa an sexueller Freizügigkeit oder daran, nicht zur Kirche zu gehen. Eine infolge dieser Entwicklung zu überprüfende These wäre, ob eine lange Zeit vorherrschende prüde Sexualmoral durch das massive Reglementieren des Essens ersetzt wurde: Man muss heute viel Sex haben und wenig essen. Beides sind tendenziell Zwangssysteme. Dennoch ist hervorzuheben: Wir wollen das auch. Kein moralischer Zwang ohne Wollen. Anders ist es beim juristischen Zwang: Ich möchte falsch parken, denke aber an den Strafzettel und unterlasse es.

Beim Essen agiert nach Lotters Argumentation das kantische Subjekt – ein zutiefst gespaltenes Menschenbild: auf der einen Seite vernunftgeleitet, auf der anderen Seite das asoziale Tier, das kontrolliert werden muss.

Beim Sex soll heutzutage das Tier siegen, beim Essen die Vernunft und der freie Wille. Widersacher der Vernunft und des freien Willens ist der viel beschworene innere Schweinehund – das Tier im Menschen, ein Dämon.

Weder Fremdgehen noch Verstöße gegen die Essensordnung werden juristisch geahndet. Das Fremdgehen und die *Bulimia nervosa* bleiben dann folgenlos, wenn sie nicht entdeckt werden. Übergewicht hingegen ist sichtbar, ein Kainsmal. Übergewicht eignet sich vorzüglich dafür, das Scheitern des Vernunftwesens Mensch zu veranschaulichen und genau damit darauf hinzuweisen, dass der Mensch vernunftgesteuert sein sollte, ausgestattet mit einem freien Willen (Lotter 2012).

Es wird in Politik und Medien immer wieder diskutiert, Übergewicht quasi juristisch zu sanktionieren – sei es, dass mit Übergewicht oder Adipositas vergesellschaftete Erkrankungen nicht mehr medizinisch behandelt werden, sei es, dass es dafür Maluspunkte bei der Krankenversicherung geben soll (FOCUS 2012; SZ 2013). Aber würde dies greifen, dann wäre das Übergewicht durch die gesetzliche Sanktionierung der Ebene der Vernunft und Willensfreiheit enthoben. Übergewicht wird offenbar gebraucht, um Vernunft und freien Willen zu beschwören, ihr Scheitern ebenso, weswegen stärkere Kontrolle des Menschen als asozialem Tier unumgänglich erscheint. Übergewicht steht paradigmatisch für das gespaltene Menschenbild Kants. Es ist damit Kulturträger schlechthin.

Das in den letzten hundert Jahren eskalierende Schlankheitsideal (Klotter 1990) bildet eine stärkere Kontrolle des Essverhaltens ab, weil offensichtlich der Mensch nicht nur vernunftgesteuert ist, sondern auch ein asoziales Tier, das stärker an die Leine gelegt werden muss. Es handelt sich hierbei um einen Teufelskreis, der aus dem gespaltenen Menschenbild Kants entsteht: Die sogenannte Übergewichts-Epidemie belegt in den Augen unserer Gesellschaft, dass Vernunft im Menschen nicht siegt. Das Tier Mensch muss stärker kontrolliert werden. Das Schlankheitsideal eskaliert. Den Menschen fällt es noch schwerer, die Schlankheitsnorm einzuhalten, weswegen die Kontrolle erhöht wird und die Norm weiter steigt. Nun haben wir *eine* Erklärung für die wahnwitzige Übersteigerung des Schlankheitsideals, warum dafür massiv Magersüchtige als Models die Laufstege erobert haben.

Entscheidend ist, dass unsere Gesellschaft weder durch das Rechtssystem noch durch die kantische Moral zusammengehalten wird. Der Straßenverkehrsordnung stehen wir kritisch und distanziert gegenüber und versuchen häufig, sie potenziell zu übertreten, wenn es geht. An die vernunftdurchdrungene Moral halten wir uns nur partiell. Sie ist, wie Lotter schreibt, löchrig. Was ist dann die Matrix unseres Zusammenlebens? „Keine Gemeinschaft könnte allein auf der Grundlage eines kantischen Rechts- und Moralverständnisses existieren" (Lotter 2012, S. 52). Aber was ist dann der Kitt einer menschlichen Gesellschaft? Lotters Antwort: Dies ist der Wunsch, ein geachtetes Mitglied einer Gemeinschaft zu sein, deren Werte ich teile und deren Normen ich erfüllen will. Wenn ich in einer Gesellschaft, die Schlankheit hoch schätzt, nicht schlank bin, dann verletze ich meine Selbstachtung und gemeinsame Werte. „Dem entspricht die Redeweise, mit der man sich in verschiedenen Kulturen wechselseitig an seine Pflichten erinnert: ‚Sei ein Mann!‘ ‚Benimm dich wie ein Fulbe!‘ ‚Vergiss nicht, wer Du bist!‘ Die Selbstachtung einer Person zeigt sich eben darin, dass sie sich bemüht, die mit diesem Rollenideal verbundenen Eigenschaften – das heißt Verhaltenserwartungen – zu realisieren" (Lotter 2012, S. 58). Und:

> Erst unter der Voraussetzung, dass eine Person irgendein normatives Selbstverständnis ausbildet, kann sich jedoch die Art von Freiheit entwickeln, die für moralische Personen grundlegend ist [...]: die Fähigkeit, eigene Wünsche im Lichte der eigenen Ideale und normativen Maßstäbe zu prüfen und eventuell zurückzustellen. Die Identifikation mit Idealen ist eine notwendige psychologische Bedingung, um freiwillig auf etwas Verlockendes verzichten zu können. (Lotter 2012, S. 60)

Genau das scheinen Übergewichtige und die angeblich ungesunden Esser nicht zu machen: Entweder haben sie keine üblichen normativen Maßstäbe und Ideale oder sie können sie nicht umsetzen oder beides. Deshalb erscheinen sie als Outlaws, als Aussätzige, als anomische Menschen, die zu unserer Gesellschaft nicht dazu gehören. Dass sie eventuell andere Ideale und Maßstäbe haben, ist gar nicht vorstellbar. Die Dicken lösen Empörung aus, weil sie sich scheinbar asozial verhalten (Zimmer und Klotter 2011). Die Regeln, die andere einhalten müssen, sind ihnen dem Anschein nach egal.

Das kantische Subjekt, das tut, was es will, ist womöglich eher ein Ich-Ideal, das mit narzisstischer Energie gespeist wird und von Hybris durchtränkt ist. Der wohlbeleibte Mensch symbolisiert das Scheitern dieses Ich-Ideals paradigmatisch. Daher wird er verfolgt. Die Moderne wird regiert von Unerbittlichkeit und Gnadenlosigkeit.

Für wen treten Ernährungsexperten ein? – Das war die Ausgangsfrage dieses Kapitels, eine Frage, die üblicherweise nicht gestellt wird. Am fiktiven Beispiel der Ernährungsberatung von Frau E. mit Frau A. wurde ersichtlich, dass die Ernährungsberaterin viele Klienten hat: ihre Krankenversicherung, unsere Gesellschaft, unsere Kultur und vielleicht auch Frau A. Frau E. erscheint Frau A. nicht nur als Gesundheitspolizistin, sie ist es auch im Sinne Talcott Parsons (1951). Sie muss dafür Sorge tragen, dass Frau A. die Kosten einspielt, die sie der Gesellschaft verursacht hat. Jedoch sollte Frau E. im Lichte der profunden Daten Katherine M. Flegals et al. (2013) gar nicht als Gesundheitspolizistin agieren, da Übergewicht bis zu einem gewissen Grade mit dem niedrigsten Mortalitätsrisiko korreliert. Unabhängig davon muss die ethische Frage gestellt werden, ob eine Gesellschaft so massiv in ein so intimes Gebiet wie das Essen kontrollierend eindringen darf und soll und welche negativen Effekte dies zeitigt. Jenseits wissenschaftlicher Rechtfertigung agiert Frau E. als Gesundheitspolizistin, weil sie damit (auf unglückliche Weise; siehe weiter unten) zivilisatorische und kulturelle Werte wie Mäßigung verteidigt und propagiert. Zudem verhandelt unsere Gesellschaft über das Übergewicht das zutiefst widersprüchliche Menschenbild Kants. Übergewicht wird benutzt, um unsere kulturelle Identität aufrechtzuerhalten. Jedoch erstickt unsere Kultur gleichsam in einem sich verschärfenden Teufelskreislauf zwischen dem Nichterreichen und dem Radikalisieren von Normen. Nicht zu vergessen ist, dass das Schlechtreden des Gesundheitsstatus von Frau A. und das Schlechtreden des Ernährungsverhaltens der gesamten Bevölkerung dazu dienen können, zu verdrängen, dass wir im Grunde in einem Schlaraffenland leben. Damit wäre unser schlechtes Gewissen entlastet, das entsteht, wenn wir auf die Millionen Menschen sehen, die leiden oder gar an Hunger sterben. Frau E. wäre dann Advokat unserer gesamten westlichen Welt.

Der Ernährungsberaterin Frau E. wäre geholfen, wenn sie die normativen Erwartungen unserer Gesellschaft und die zivilisatorischen Werte wie Mäßigung kritisch reflektieren könnte, wenn sie wüsste, für wen sie bewusst oder unbewusst Advokat ist und für sich klären würde, wie sie zu gesellschaftlichen Erwartungen wie dem Schlankheitsideal steht.

Problemzone Adipositas 5

5.1 Von der Diätetik zur Diät

Die meisten Gesundheitsexperten sind sich darüber einig, dass die Verbreitung der Adipositas stetig zunimmt, und das nicht nur in den westlichen Industrienationen. Hierzulande steigt einerseits die Zahl adipöser Kinder, Jugendlicher und Erwachsener, andererseits nehmen auch diejenigen an Gewicht zu, die bislang normal- oder untergewichtig waren.

Die Gründe für die sogenannte Adipositas-Epidemie scheinen auf der Hand zu liegen:

- Überflussgesellschaft: Im Prinzip können sich alle Bundesdeutschen ausreichend mit Lebensmitteln versorgen oder eben auch überversorgen, in der evolutionären Programmierung des Menschen ist dieses Schlaraffenland allerdings nicht vorgesehen. Der Mensch ist also genetisch darauf eingestellt, wenn Lebensmittel verfügbar sind, so viel wie möglich zu essen, vor allem Fettes und Süßes. Ohne diese Programmierung hätten unsere Vorfahren nicht überlebt. Heute ist diese zum Problem geworden.
- Technisierung des Alltags: Autos, Fahrstühle, Rolltreppen etc. garantieren quasi ein Leben ohne Bewegung. Dies begünstigt eine positive Energiebilanz.
- Freizeit: Fernsehen und zunehmend auch die Nutzung des PCs haben bewegungsfördernde Freizeitaktivitäten verdrängt. Auch dieser Umstand trägt zu einer positiven Energiebilanz bei.

© Springer Fachmedien Wiesbaden 2015
C. Klotter, *Fragmente einer Sprache des Essens*,
DOI 10.1007/978-3-658-07065-6_5

Einige Autoren und Autorinnen nennen als weiteren Grund für die Zunahme der Adipositasproblematik die Industrie: Convenience-Produkte seien zu fett, Süßigkeiten für Kinder zu süß und zu fett, die Packungen würden immer größer. Diese Kritik an der Lebensmittelindustrie folgt allerdings dem Menschenbild eines naiven und unmündigen Konsumenten, der zu sich nimmt, was ihm vorgesetzt wird. Dieses Menschenbild kollidiert mit dem Bild vom mündigen Bürger, der in demokratischen Wahlen zu entscheiden hat, welche Parteien dieses Land regieren sollen. Dieser mündige Bürger ist faktisch auch als Konsument kritisch, indem er beim Kauf des nächsten PKW die Pannenstatistik des ADAC mit berücksichtigt. Warum sollte der Konsument beim Kauf eines Autos kritisch, beim Kauf von Lebensmitteln aber völlig naiv sein?

Gegen dieses Argument spricht allerdings, dass Werbung auf unbewussten Wegen wirkt: Auch wenn sich jemand nicht durch Werbung beeinflussen lassen will, so kann er doch *Opfer* von dieser werden, indem er das Waschmittel kauft, für das am häufigsten und am besten geworben worden ist. Ein anderes Waschmittel ist ihm dann schlicht nicht vertraut.

Ob Kinder und Jugendliche noch nicht in der Lage sind, kritische Konsumenten zu sein, ist empirisch noch nicht hinreichend abgeklärt. Hierzu gibt es widersprüchliche Befunde.

Die genannten Gründe – Überflussgesellschaft, Technisierung und veränderte Freizeit – scheinen so durchschlagend zu sein, dass gegen sie quasi kein Kraut gewachsen ist, sprich: Alle Arten von Adipositasbehandlungen haben weltweit nur sehr geringe Erfolge. Vor allem die Aufrechterhaltung eines potenziellen Interventionserfolgs misslingt in den meisten Fällen. Dieser offenkundige Sachverhalt führt jedoch nicht dazu, dass dem Krieg gegen Adipositas abgeschworen wird. Zu klären muss dann sein, warum dem so ist.

5.1.1   Michel Foucaults Bezugnahme zur Diätetik

Als 1984 in Frankreich und 1986, ins Deutsche übersetzt, sein Werk „Der Gebrauch der Lüste – Sexualität und Wahrheit 2" erschien, da wurde ersichtlich, dass Foucault „Sexualität und Wahrheit 1" (1977a) nicht einfach fortgesetzt hatte. Foucault hatte seinen Fokus deutlich verändert: von einer, vereinfacht formuliert, Geschichte der Sexualität hin zu einer Fragestellung, wie sich Menschen selbst gestalten, mit welchen Methoden sich Subjekte herstellen – auch bezüglich des Umgangs mit Sexualität. Dieses Thema bedeutete für Foucault auch die Hinwendung zur Antike, zu den antiken Texten, die das Abendland so entscheidend konfiguriert haben. Bei diesem Vorhaben stieß Foucault auf den Begriff der diaiteia, der Diätetik, die als

Lehre von der Lebensweise übersetzt werden kann. Sie kreist um Fragen: Wie ernähre ich mich? Wie praktiziere ich Sexualität? Wie stark kontrolliere ich meine innere Natur? Welches Verhältnis gehe ich hiermit zu mir selbst ein? Diätetik stellt so einen selbstbestimmten Umgang mit sich selbst dar. Es gibt keine Religion, die vorschreibt, wie das Leben zu gestalten ist, es gibt keine quasi rechtsverbindliche wissenschaftliche Lehrmeinung, wie die Nahrungsaufnahme zu bewerkstelligen ist, vielmehr ist der freie Bürger aufgerufen, selbst zu definieren, wie der Umgang mit dem eigenen Körper und der Zugang zur Welt sein soll.

Heute ist uns dieser Begriff der Diätetik überwiegend fremd. Die Sexualität wird tendenziell als etwas begriffen, was sich *natürlich* Bahn bricht, was sich ereignet, aber weniger als bewusster Umgang mit sich selbst wahrgenommen wird. Bezüglich der Nahrungsaufnahme ist die Freiheit geblieben, zwischen verschiedenen Diäten auszuwählen, also zwischen unterschiedlichen Kostregimes. Wenn Diätetik im antiken Sinne als Lebenskunst verstanden werden kann, dann ist diese heute zu einem bestimmten Kostplan verkümmert. Die nahezu selbstverständliche Annahme, dass wir in Westeuropa als freie Bürger in einer freien Welt leben, ist mit diesem historischen Prozess von der Diätetik zur Diät unterhöhlt. Den Idealen der Menschenrechte, der bürgerlichen Aufklärung (z. B. Ausgang aus einer selbst verschuldeten Unmündigkeit – Kant) und der Demokratie als neue Freiheiten korrespondieren möglicherweise neue Zwänge, mit denen die Subjekte reguliert und kontrolliert werden, vor allem über den Eingriff in den Körper. Auch das ist ein Grundgedanke von Foucault (1977b). Das Subjekt, das seine Regierung wählen darf, freie Meinungsäußerung besitzt und nicht willkürlich verhaftet werden darf, darf im Prinzip nicht darüber befinden, ob es schlank oder wohlbeleibt ist, ob es das Rauchen lassen oder nicht lassen soll. Denn im Falle der Entscheidung zur Wohlbeleibtheit drohen massive negative Sanktionen wie verbale Diskriminierung, schlechtere Chancen auf dem Arbeitsmarkt oder bei der Partnersuche. Die gesellschaftliche Thematisierung der Adipositas eignet sich vorzüglich zur Kontrolle der Körper und das nicht nur in unserer Zeit, sondern auf die unterschiedlichsten Weisen in der gesamten abendländischen Geschichte.

5.1.2 Diätetik

Die Diätetik, von Hippokrates fundiert (460–377 v. Chr.), umfasst die gesamte Lebensweise hinsichtlich dessen, was gesundheitsförderlich oder –abträglich ist. Sie bezieht sich auf die Bereiche Übungen, Speisen, Getränke, Schlaf und sexuelle Beziehungen (Foucault 1986, S. 131). Die bekannteste Systematisierung der Diätetik stammt von Galen (2. Jahrhundert n. Chr.). Sein System hat die abendländische

Medizin 1500 Jahre lang beherrscht (Ackerknecht 1970). Galen unterscheidet zwischen den res naturales, also den natürlichen Dingen, die die Gesundheit des Menschen ausmachen, den res contra naturam, also den Dingen, die die Gesundheit geschädigt haben, und den res non naturales, also den nicht natürlichen Dingen, die aus den Lebensbedingungen bestehen: 1.) Licht und Luft, 2.) Essen und Trinken, 3.) Bewegung und Ruhe, 4.) Schlafen und Wachen, 5.) Stoffwechsel, 6.) Gemütsbewegungen. Galen hat sich die Frage gar nicht gestellt, ob eher die Umweltverhältnisse gesund bzw. krank machen oder das Individuum hierfür verantwortlich ist. Er umgeht das heute heiß diskutierte Problem, ob eher Verhaltens- oder Verhältnisprävention präferiert werden solle, indem er selbstverständlich beides einbezieht. So ist für Galen die Bestimmung des Ausmaßes an sexueller Aktivität oder die Wahl der Getränke im Rahmen der Diätetik nicht abzulösen von der Berücksichtigung klimatischer oder jahreszeitlicher Bedingungen. Für Hippokrates oder Galen steht Gesundheit bzw. Krankheit in einem hoch komplexen System zahlreicher Dimensionen. Die naturwissenschaftliche Medizin, die die Diätetik als vorherrschendes Modell im 19. Jahrhundert abgelöst hat, hat mit dieser Komplexität Schluss gemacht und Umweltbedingungen und psychosoziale Faktoren tendenziell ausgeklammert. Allerdings darf in diesem Zusammenhang nicht unerwähnt bleiben, dass dieses Ausklammern einen ungeheuren Innovationsschub für die Medizin bedeutet und so manches Leben gerettet hat. Somit gibt es eine erste Antwort auf die Frage, wie aus der Diätetik eine Diät geworden ist: durch Reduktion von Komplexität. So wie heute ein Medikament den Kopfschmerz besiegen soll, so soll heute eine bestimmte Diät Gesundheit und ewiges Leben gewährleisten.

Hippokrates und Galen hätten nicht nur über diese Reduktion den Kopf geschüttelt, sie wären auch verwundert gewesen, dass normativ ein rechtes Maß (die gesamte Diätetik kreist um das rechte Maß) für alle Menschen aufgestellt wird, wie z. B.: „Das Idealgewicht ist mit der höchsten Lebenserwartung verbunden. Alle Menschen müssen das Idealgewicht erreichen." Die Diätetik ist dagegen individuumszentriert. Für sie gibt es das rechte Maß nur unter Berücksichtigung des jeweiligen Individuums. Im Sinne der Diätetik dürften einige Menschen durchaus ein bisschen mehr wiegen und würden damit ihre Gesundheit schützen. Die sich im 19. Jahrhundert durchsetzende Normierung hat damit Schluss gemacht. Der Broca-Index oder der BMI gelten als Maßstäbe für alle Menschen, obwohl empirisch nicht bestätigt werden kann, dass z. B. ab der Grenze eines BMI von 25 Gesundheitsgefährdungen beginnen (Klotter 2007a). Von der Diätetik zur Diät: Das ist dann auch der Weg von der Anerkennung der individuellen Unterschiede zur Norm. Diese Norm besitzt gesellschaftliche Relevanz (s. u.) und birgt in sich eine bestimmte Gesundheitsexperten-Patienten-Beziehung: Der Patient hat den Anweisungen der Gesundheitsexperten einfach Folge zu leisten. Dies nennt sich Compliance. Die

Diätetik ist etwas grundlegend anderes: „Die Diätetik des Körpers muss, um verständig zu sein, um sich an die Umstände und den Augenblick richtig anzupassen, auch eine Angelegenheit des Denkens, der Reflexion, der Klugheit sein" (Foucault 1986, S. 11). Dieser Grundgedanke der Diätetik ist heute wieder aufgetaucht in neueren Konzepten wie shared decision making oder Partizipation, ohne dass ein Wissen darüber besteht, dass dies im Grunde uralte Ansätze sind.

5.1.3 Von der Dialektik zur Vorschrift

Compliance ist zwar immer noch eines der Zauberworte des heutigen Gesundheitswesens. Sie ist aber nicht in den heutigen Zeiten erfunden worden. Gab es in der griechischen Antike noch ein offenes und potenziell kontroverses Gespräch (dialegere: sich unterhalten) darüber, wie das Leben zu gestalten sei und wie körperliche Gesundheit bewahrt werden könne, so änderte sich dies bereits in der römischen Antike (Klotter 2000). Es war vor allem Seneca, ein Stoiker, der das offene Gespräch durch ein Lehrer-Schüler-Verhältnis ersetzte: Der Schüler muss den Anweisungen des Lehrers Folge leisten, quasi blind gehorchen. Die römisch-katholische Kirche orientierte sich in ihrem didaktischen Konzept stark an Seneca: Die Gläubigen müssen das tun, was die Kirche vorschreibt, müssen das glauben, was die Kirche verkündet. Auch wenn Luther die Kirche als Institution anzweifelte und die Absicht hegte, zur Bibel zurück zu kehren, so übernahm er dennoch das traditionelle didaktische Konzept der Stoa und der römisch-katholischen Kirche: Die Gläubigen müssen nicht nur Gott gegenüber Rechenschaft ablegen, vielmehr müssen sie auch dem folgen, was die evangelische Kirche ihnen vorschreibt. Es setzte sich in der Neuzeit eine protestantische Ethik durch, die Pflichterfüllung, Leistungsfähigkeit, Gesundheit und Gottgefälligkeit als Synonyme verwandte (Labisch 1992). Krankheit wurde hingegen als Zeichen eines gottungefälligen Lebens begriffen. Es muss fast nicht erwähnt werden, dass Völlerei und Wohlbeleibtheit im Lichte der protestantischen Ethik als Sünden angesehen wurden. Es waren dann in den folgenden Jahrhunderten nicht nur die Priester, die alltagsbezogene Vorschriften machten, sondern auch die Verwaltung (die Medicinische Policey) oder die Wissenschaftler, also sozusagen säkularisierte Priester. Mit der Verwissenschaftlichung des Lebens im 19. Jahrhundert, mit der Aufklärungsphilosophie transformierte sich die protestantische Ethik in die Schlankheitsnorm. Von nun an erschien auf der manifesten Ebene Dicksein weniger als Ausdruck eines sündigen Lebens als eines gesundheitsabträglichen Verhaltens.

5.1.4 Aufgeklärter Absolutismus

Von der Diätetik zur Diät, von der Dialektik zur Compliance – bei dieser Wahrnehmung der Geschichte könnte der Verdacht aufkommen, die Antike insgeheim zu verherrlichen: Damals war noch alles gut. Unbedacht bleibt aber bei der vermeintlichen Glorifizierung, dass in der griechischen Antike nur wenige frei waren: einige männliche Bürger. Vielleicht ist Diätetik oder Dialektik nur in einer derart kleinen Gruppe möglich, nicht aber bei so großen *Zielgruppen*, wie sie das Christentum und der moderne Staat vor Augen haben. Es könnte allerdings auch sein, dass der Diät-Compliance-Ansatz aus der Angst vor der großen, vermeintlich unsteuerbaren Masse geboren ist, diese Angst aber nicht berechtigt ist. Sie führte und führt faktisch noch immer dazu, dass Elemente des Aufgeklärten Absolutismus unsere demokratische Gesellschaft durchdringen: z. B. im Versuch, den individuellen Körper gesellschaftlich zu kontrollieren. Es ist für uns, da wir alle vom Geist des Aufgeklärten Absolutismus durchtränkt sind, nahezu selbstverständlich, dass es einer Krankenversicherung gestattet ist, Bonuspunkte an die zu verteilen, die nicht rauchen und normalgewichtig sind, und entsprechend Malus-Punkte zu vergeben – anstatt dem Gedanken nachzugehen, dass es in der Verantwortung eines jeden liegt, sofern er andere gesundheitlich nicht beeinträchtigt, sich gesundheitsabträglich oder gesundheitsförderlich zu verhalten und zu entscheiden, wie das eigene Leben insgesamt auszusehen hat.

Der preußische Staat Friedrich II wird als Aufgeklärter Absolutismus begriffen, weil er erstens freie Religionswahl und philosophische Aufklärung wie die von Kant zuließ, weil er zweitens die staatliche Willkür, wie sie z. B. noch unter Ludwig XIV geherrscht hatte, einschränkte. Im Aufgeklärten Absolutismus wurde auch die Leibeigenschaft aufgehoben. Aufgeklärter Absolutismus meint allerdings auch, dass der Staat die Bevölkerung im Wesentlichen unter dem Gesichtspunkt des staatlichen Nutzens betrachtet und die Würde und Integrität des Individuums weniger im Blick hat. Die Bevölkerung hatte dem Wohle des Staates zu dienen und diesen zu stärken. Für den vorliegenden Text ist dies das zentrale Merkmal des Aufgeklärten Absolutismus. Kant bringt es bei seiner Diskussion, was denn nun Aufklärung sei, auf den Punkt: Es stehe jedem Menschen frei zu denken, was er will, aber als Bürger hat er seine ihm auferlegten Pflichten zu erfüllen. Da gebe es keine Wahl. Und diesen Pflichten kann er nur nachgehen, wenn er hinreichend gesund ist. Also gehört es auch zu den Pflichten jedes einzelnen, für den Staat gesund zu bleiben. Kant selbst hat dies paradigmatisch vorgelebt. Er lebte das, was er schrieb.

5.1.5 Historischer Kristallisationspunkt Adipositas

Der Geist des Aufgeklärten Absolutismus erklärt heute Nikotin und Adipositas zu den Feinden individueller und gesellschaftlicher Gesundheit und nicht nur das: Sie erscheinen als die schlimmsten Feinde unserer Gesellschaft insgesamt, sieht man einmal vom islamistischen Terrorismus ab. Dieser Geist sorgt sich hingegen nicht um die Schlafdauer, um die Arbeitsdauer, auch nicht intensiv um das Problem der Arbeitslosigkeit. All die genannten Faktoren können Gesundheit beeinträchtigen und Leben verkürzen. Nicht zu vernachlässigen ist umgekehrt die Sexualität, die über die Maßen gesundheitsförderlich zu sein scheint. Aber keine Krankenversicherung denkt daran, Bonus-Punkte denjenigen zuzusprechen, die hinreichend gut belegen können, dreimal in der Woche 30 min lang Sex zu haben. Ganz offenkundig ist das Programm des Aufgeklärten Absolutismus löchrig. Aber diese Löchrigkeit hat System. Der Geist des Aufgeklärten Absolutismus ahndet nur das, was historisch Sinn macht. Dies soll am Beispiel Adipositas nun veranschaulicht werden.

Adipositas wird in der griechischen Antike als etwas begriffen, das das Ideal der Mäßigung und des rechten Maßes unterläuft. Die Adipösen werden verdächtigt, keine hinreichende innere Harmonie zu besitzen. Die individuelle Wahl, „Will ich dick oder dünn sein?", der freie Austausch der Bürger darüber, wie die individuelle Lebensweise auszusehen hat, findet bereits in der griechischen Antike ihre deutliche Grenze: bei dem Thema Adipositas. Das Christentum erklärt die Adipositas zur Sünde, sie dokumentiere die Huldigung des und die Verfallenheit an das „Fleisch". Christlich zu essen, so Augustinus, bedeutet, nur das zu sich zu nehmen, das den Hunger stillt. Genuss darf Essen aber nicht sein (nach Heckmann 1979).

5.1.6 Protestantische Ethik

Mit der protestantischen Ethik verschärft sich die christliche Doktrin der Askese und des Verzichts (Culianu 2001). Diese Ethik wird ab dem 19. Jahrhundert in eine wissenschaftliche Norm – dem Normalgewicht – transformiert, die sich über einen Gesundheitsbezug legitimieren soll. Diese Legitimation ist bis heute massiv brüchig, sprich: Es gibt wenige empirische Belege dafür, dass etwa ab einem BMI ab 25 Gesundheitsgefährdungen begännen (Klotter 2007a). Vielmehr ist zu vermuten, dass so etwas wie die Propagierung des Normalgewichts weniger auf Gesundheit zielt, sondern auf eine Aufrechterhaltung einer Ethik: der protestantischen Ethik und ihren Vorläufern. Nur darf offiziell Wissenschaft in unserer Zeit zunächst nicht mit Ethik konfundiert sein. Deshalb wird eine Norm wie die Schlankheitsnorm nur wissenschaftlich begründet – allerdings ohne hinreichende empirische Absicherung. Die geringe Absicherung lässt sich auch daran erkennen, dass diese Norm im 20. Jahrhundert permanent gesunken ist und insgesamt höchst variabel ist (Klotter 1990). Bei jeder Ausprägung der Schlankheitsnorm wird und wurde jedes Mal behauptet, dass sie mit Gesundheit positiv korreliert sei.

Der vom Geist des Aufgeklärten Absolutismus durchdrungene Kampf gegen die Adipositas stützt sich auf die abendländische Geschichte. Er greift sich die Adipositas als Angriffsziel heraus, weil Adipositas all das repräsentiert, das das Abendland, um sich selbst zu konstituieren, ablehnt: Maßlosigkeit und Sünde, Müßiggang und Laster. Er picht sich potenzielle Gesundheitsprobleme wie Schlaflosigkeit oder maßloses Arbeiten deshalb nicht heraus, weil viel Arbeiten und wenig Schlafen nahezu perfekt zur protestantischen Ethik und ihren Vorläufern passen.

Die den Geist des Aufgeklärten Absolutismus verkörpernde Schlankheitsnorm ist in der Moderne ein Bollwerk gegen die Moderne, gegen die Pluralisierung von Lebenswelten, gegen die Individualisierung. Von wegen, jeder und jede solle sich selbst verwirklichen und seinen oder ihren eigenen Weg gehen. Die Schlankheitsnorm versucht, alle gleich zu machen. Sie braucht dennoch die Abweichung von der Norm, um als Norm überhaupt zu existieren. Die von der Norm Abweichenden bekommen eine spezifische Identität, weil sie sich fragen, warum sie von der Norm abweichen, und sich anschließend z. B. als Anorektikerinnen oder Adipöse definieren. Aber diese Identität ist nicht Resultat von Individualisierung, sondern Effekt einer Norm – einer Norm, die zwar höchst variabel sein kann, aber in ihrem Kern traditionelle abendländische Werte verkörpert. Von wegen Werteverfall. Die Werte haben sich nur *verkörpert*. Selbst das liberale Antlitz des Aufgeklärten Absolutismus, jeder möge nach seiner Façon glücklich werden, rückt in die Nähe zur Illusion. Die Möglichkeit zum Glück wird in unserer Gesellschaft nur dem zugesprochen, der dem vorherrschenden Schlankheitsideal entspricht. Es gibt nur eine Façon.

5.2 Der Kampf gegen das Gewicht

5.2.1 Effekte von Interventionen gegen Übergewicht und Adipositas

Die Gewichtsnorm muss von den Ernährungs- und Gesundheitsexperten verteidigt werden – gemäß ihres Diskurses: zum Wohle der Gesundheit der Bevölkerung. Daher wird ein ganzes Waffenarsenal von präventiven, gesundheitsförderlichen und kurativen Mitteln eingesetzt, um dem Übel Übergewicht und Adipositas zu Leibe zu rücken.

Die Legitimation von Prävention und Therapie von Übergewicht und Adipositas gerät jedoch ins Schlingern, wenn nüchtern betrachtet wird, erstens, welche Gesundheitsgefährdungen mit ihnen verbunden sind, und zweitens, warum Prävention und Therapie betrieben wird.

Der BMI wird herangezogen, um die Grenzen zu bestimmen, ab wann ein Mensch als übergewichtig oder als adipös gilt. Eine Person mit einem BMI zwischen 25 und 30 gilt als übergewichtig. Ab einem BMI über 30 wird von Adipositas gesprochen. Übergewicht wird bereits als potenziell gesundheitsgefährdend eingestuft, Adipositas ebenfalls und gilt in jedem Fall als behandlungsbedürftig.

Was aber, wenn der BMI als Index, der eine Richtschnur für Gesundheitsgefährdung darstellen soll, grundsätzlich in Zweifel gezogen werden muss und der empirischen Überprüfung nicht standhält (Kroke 2013)? Was aber, wenn Flegal et al. (2013) mit Hilfe einer Metaanalyse für Übergewicht als Gesundheitsgefährdung Entwarnung geben? Was aber, wenn die vor dem BMI benutzten Indices wie Normalgewicht nach Broca auch nicht mit Gesundheit und Krankheit korrelierten (Klotter 1990)? Was, wenn nahezu alle empirischen Studien aufzeigen, dass die Prävention von Übergewicht und Adipositas sowie die Therapie hiervon mit den klassischen Mitteln von Ernährungsumstellung, mehr Bewegung und Verhaltenstherapie langfristig nicht erfolgreich sind (Klotter 2011)? Was, wenn wir wissen, dass eine Gruppe von Adipösen keine Gesundheitsprobleme hat, die mit der Adipositas im Zusammenhang stehen (Hauner 2009)? Was, wenn empirische Studien nahelegen, dass auch eine erfolgreiche Gewichtsabnahme die Lebenserwartung nicht erhöht (Döhner et al. 2004)? Das, was Döhner et al. aufgrund von Studien als Befund ansehen, wurde bereits in der griechischen Antike von Ärzten angenommen, „dass man nämlich diese Krankheit nicht zu heilen im Stande sey, ohne der allgemeinen Gesundheit zu schaden" (Wadd 1839, S. 125).

Wir müssten dann mit diesen Befunden das Adipositasphänomen ganz neu betrachten und es offenbar anders angehen. Bislang galt: Adipositas als Gesundheitsproblem muss an der Wurzel behandelt werden. Durch Prävention und frühzeitiges Eingreifen soll bereits Übergewicht verhindert werden, damit daraus nicht Adipositas entsteht.

Aber wir sahen im bisher Mitgeteilten, dass dieser Ansatz faktisch mehr als nur halbherzig umgesetzt, ideologisch aber massiv vorgetragen wird, wenn das so zu sagen ist: massiv hysterisch. Wolff (2013) würde hierbei von irreführendem Alarmismus sprechen, der umso heftiger vorgetragen wird, je erfolgloser er ist. Sinnvoller als Alarmismus scheint zu sein, die Fakten unideologisch zu betrachten: Übergewicht ist im Durchschnitt nicht gesundheitsabträglich. Adipositas ist nicht automatisch pathogen. Wer körperlich fit ist, dem schadet Adipositas wenig. Zu plädieren wäre für einen gelasseneren Umgang mit Übergewicht und Adiposi-

tas; vorzuschlagen wäre, die Fahnen auf Halbmast zu senken, eingedenk, dass im
Durchschnitt die Lebenserwartung der gesamten bundesdeutschen Bevölkerung
immer noch steigt und auch die Adipösen daran teilhaben (Klotter 2007a). Es geht
nicht darum, die Adipositasproblematik klein zu reden, sondern darum, nüchtern
abzuwägen, welches Individuum wie und in welchem Umfang Schaden nehmen
kann an einer Adipositas, aber auch: welchen Nutzen Adipositas bei bestimmten
Erkrankungen hat.

5.2.2 Verteilungen und Identität

Der Krieg gegen die Adipositas hat für unsere Gesellschaft wichtige *positive* Effekte. Er führt zwar nicht dazu, dass sich die Anzahl derjenigen, die adipös sind,
verringert oder dass sich der durchschnittliche BMI der Bevölkerung reduziert
(Klotter 2007a). Es liegt in der Logik einer Kriegserklärung, dass sich über diese
Erklärung der Feind erst richtig organisiert und sich mit dem Label Adipositas
identifiziert. Dünn und dick sind die zentralen Kennzeichen zweier *Bürgerkriegs-*
parteien. Konnte in den vormodernen Zeiten (welcher Stand trägt welche Kleider?)
die Gesellschaft über die Kleiderordnung strukturiert werden, so gelingt dies heute über zwei quasi dichotome Klassen: dünn und dick. Allerdings wurden diese
Merkmale in den letzten 100 Jahren ausdifferenziert. Unterschied man bis ins 19.
Jahrhundert hinein simpel zwischen dick und dünn, so kann heute jedem Menschen
qua Berechnung von Gewichtsindikatoren (Broca oder BMI) ein Wert zugewiesen
werden: 2 oder 3 % Übergewicht, 17,5 % Untergewicht etc. Der Gesellschaftskör-
per wird damit einerseits feingliedrig differenziert, strukturiert und die als bedroh-
lich wahrgenommene anonyme Masse geordnet. Andererseits findet jeder Mensch
seinen Platz in der *Rangordnung* von dünn zu dick. Menschen können sich dann
damit auseinandersetzen, warum sie ein Übergewicht von 5 % haben; sie können
ihre gesamte Biografie dahingehend befragen, was schief gelaufen ist, was Mutter
oder Vater bloß falsch gemacht haben. Die Zuweisung eines Rangplatzes wirkt
dementsprechend identitätsstiftend. Ähnlich wie der moderne Diskurs über die Sexualität und die damit verbundenen Praktiken, so können auch der Diskurs über
das Gewicht und daran geknüpfte Praktiken Identität verleihen (Foucault 1977a).
Ob wir wollen oder nicht wollen, wir sind gleichsam gezwungen, uns über unsere
Sexualität und unser Gewicht zu definieren – und das in einem beängstigenden
präokkupierenden Ausmaß. Heute lebende Jugendliche und junge Menschen haben gar keine Zeit mehr, sich politisch zu betätigen. Vor dem Spiegel zu stehen, zu
prüfen, ob man zu fett ist, wo die Problemzonen sind, zu überlegen, was man jetzt
gerne essen möchte, aber eigentlich nicht darf, mit der besten Freundin über Tech-

niken des künstlich herbei geführten Erbrechens zu reden, absorbiert quasi 95 % der gesamten Aufmerksamkeit. Die Problematisierung des Gewichts lässt sich so als Opium für das Volk beschreiben, das den politisch aktiven Bürger im Prinzip gar nicht mehr entstehen lässt.

Der innergesellschaftliche Krieg zwischen dick und dünn ist für unsere Gesellschaft sinnstiftend. Auf diesem Kriegsschauplatz werden traditionelle ethische Werte und historische Entwicklungen wie die derzeitige Überflussgesellschaft, die Etablierung neuer Formen der sozialen Distinktion, der Zivilisationsprozess, der moderne disziplinierte Körper und die Probleme der Massengesellschaft verdeckt verhandelt. Auf diesen Krieg kann möglicherweise gar nicht verzichtet werden, weil er unsere Gesellschaft so vortrefflich und unnachahmlich strukturiert. Dieser Krieg muss anders als andere Kriege dafür sorgen, dass der Gegner, die Adipösen, nicht verschwinden, sondern eher zunehmen. Mit einer potenziellen Niederlage des Gegners verschwänden wesentliche Elemente gesellschaftlicher Strukturierung.

5.2.3   Alternativen zum Krieg gegen die Adipositas

Die Alternative zum Krieg bestände in einem gesellschaftlichen Dialog über die genannten Punkte und deren kritische Reflexion. Fragen, die aufgeworfen werden müssten, lauten:

- Warum tragen wir ethische Diskussionen verdeckt über den Körper und die Schlankheitsnorm aus? Warum kann Ethik nicht offen gesellschaftlich verhandelt werden? Warum scheint es heute *uncool* zu sein, unvermittelt für ein maßvolles Leben einzutreten?
- Haben wir andere Möglichkeiten, dem Überfluss entgegen zu treten als mit der Radikalisierung des Schlankheitsideals? Kann unsere Gesellschaft z. B. bessere Bewegungsmöglichkeiten schaffen (mehr und sichererer Fahrradwege, mehr und lustvolleren Schulsport)?
- Brauchen wir eine soziale Distinktion mittels des Schlankheitsideals? Brauchen wir überhaupt soziale Distinktion? Wenn ja, gibt es unschädlichere Instrumente als die Schlankheit?
- Wenn der zentrale Effekt des Zivilisationsprozesses (Elias 1978, ausführlicher weiter unten) die Affektkontrolle darstellt, und wenn sich diese in einem schlanken Körper realisiert, könnte es dann nicht möglich sein, gesellschaftliche Gegensteuerungen zu entwickeln, mehr Toleranz und Gelassenheit hinsichtlich der Schlankheit zu bekommen? Eine Ernährungswissenschaft, die derzeit noch vor lauter Angst, dass die Bevölkerung noch dicker werden könnte, an den empi-

risch nicht haltbaren derzeitigen BMI-Grenzsetzungen festhält, könnte einen
gewichtigen Beitrag zur Toleranz leisten, wenn sie der aktuellen empirischen
Datenlage folgen würde. Diese Ernährungswissenschaft könnte mitteilen, dass
sich vermutlich ab einem BMI von 35 für viele Menschen die Gesundheitsgefährdung erhöht und dass es bezüglich der Spannweite zwischen dem BMI von
25 und dem von 35 eine wenig gesicherte Datenlage gibt. Vielleicht führt diese
Toleranz heraus aus dem für die westlichen Industrienationen üblichen Teufelskreis von sich zu dick fühlen, eine Diät machen, keinen Erfolg mit der Diät zu
haben, depressiv auf den Misserfolg zu reagieren und noch mehr zu essen als
davor.

• Finden wir gesellschaftliche Gegensteuerungen zur vermeintlichen Einheit von
  diszipliniertem und schlankem Körper? Auf den disziplinierten Körper können
  wir heutzutage nicht verzichten. Wir können hiermit nicht zurückgehen und von
  alten Zeiten träumen. Alleine für den Straßenverkehr ist der disziplinierte Körper erforderlich. Aber Disziplin muss nicht übersetzt werden in Schlankheit.
  Diese Generalisierung ist obsolet. Auch ein übergewichtiger Körper funktioniert im Straßenverkehr und am Arbeitsplatz.

• Können wir die Bevölkerung, die als anonyme Massengesellschaft wahrgenommen wird, anders strukturieren als über die Gewichtsnorm, anhand derer
  Verteilungen erstellt werden und jedem ein Rangplatz zugewiesen wird, über
  den sich dann die Menschen eine Identität verschaffen? Oder: Ist die Angst vor
  der Massengesellschaft berechtigt? Muss sie überhaupt strukturiert werden über
  den Körper?

Mit diesen möglichen Alternativen zum Krieg gegen die Adipositas wäre das Wag-
nis verbunden, den Aufgeklärten Absolutismus aus der Demokratie heraus zu lösen. Ob dies möglich ist, ist zumindest zweifelhaft, weil die Thematisierung der
Adipositas in der gesamten abendländischen Geschichte ein Mittel gesellschaftlicher Kontrolle des individuellen Körpers gewesen ist. Der Aufgeklärte Absolutismus ist also nicht nur eine bestimmte historische Epoche, sondern ein Kernelement
abendländischer Politikgestaltung.

5.2.4 Das Bild des Dicken

Politikgestaltung mittels der Thematisierung der Adipositas gelingt dann gut, wenn
ein bestimmtes Bild des Adipösen vor Augen ist. In der abendländischen Geschichte formierte sich das Bild vom „Dicken" über fünf Kriterien: das ästhetische, das
ethische, das ökonomische, das funktionale und das gesundheitliche.

Die antiken griechischen Skulpturen stellen stets den idealen schlanken Körper dar. Eine Venus von Milo ist nicht füllig, darf nicht füllig sein – weil hier die
Ästhetik aus einer Ethik hervorgeht. Der ideale Mensch der griechischen Antike
soll in der Lage sein, seine innere Natur zu beherrschen, seine Triebe zu bändigen
(Foucault 1986). Warum aber soll er seine körperlichen Impulse kontrollieren können? Weil nur derjenige, der seine innere Natur zu unterwerfen weiß, in der Lage
ist, als vernünftiger Bürger die Polis mit zu gestalten. Der Mensch hingegen, der
sich von seinen Impulsen und Affekten mitreißen lässt, der nicht Herr im eigenen
Haus ist, der wird auch eine schlechte Politik betreiben. Somit ist Schlankheit ein
Synonym für die Beherrschung des Körpers und die Dominanz der Vernunft. Daher gilt Schlankheit als schön.

Es lässt sich bereits jetzt absehen, dass die beiden erstgenannten Kriterien miteinander verflochten sein können. Die Ästhetik wird häufig durch eine bestimmte
Ethik fundiert. Oder durch die wirschaftlichen Verhältnisse, also durch das dritte
Kriterium. Der übliche Zustand in der Menschheitsgeschichte ist die Mangelernährung, bzw. Unterernährung (Hirschfelder 2001; Montanari 1993). Daraus folgt
zwingend, dass die Wohlbeleibtheit fast immer in der Menschheitsgeschichte einen
erstrebenswerten Zustand darstellte. Was erstrebenswert ist, das ist auch schön.

Festzuhalten ist, dass es keine Ästhetik an sich gibt. Der schlanke Körper ist
nicht schön, weil er schlank ist, sondern weil die Schlankheit etwas repräsentiert,
z. B. die platonische Ethik. Ein dicker Körper ist zu bestimmten Zeiten auch nur
deshalb das Schönheitsideal, weil der dicke Körper anzuzeigen vermag, dass
Wohlstand herrscht, zumindest bei denjenigen, die dick sind.

Festzuhalten ist auch, dass Schlankheit oder Wohlbeleibtheit in allen menschlichen Kulturen stets etwas bedeuten, etwas repräsentieren. Ihre unausweichliche
Sichtbarkeit lässt sie zu Indikatoren von etwas anderem werden. Sie sind etwas
„Politisches", eine Angelegenheit der Polis, der antiken Stadt, aber auch der heutigen Gesellschaft.

Die politische Dimension von Schlankheit und Wohlbeleibtheit zeigt sich auch
bei dem vierten Kriterium: der Funktionalität. Dieses Kriterium lässt sich mit der
Frage umreißen: Wieviel Wohlbeleibtheit toleriert eine Gesellschaft? Bzw.: In welchem Umfang wird von einer Gesellschaft Adipositas als schädigend wahrgenommen – etwa bei der körperlichen Arbeit oder im Heer im Zeitalter des Aufgeklärten
Absolutismus (siehe weiter oben).

Dazu ein Beispiel aus der Antike, dieses Mal nicht aus Athen, sondern aus
Sparta. Funktionalität bezieht sich hier auf Kriegstüchtigkeit. So berichtet Bruch
(1973, S. 17), dass in diesem Stadtstaat jedes Jahr die jungen Männer nackt an-
treten mussten, damit beurteilt werden konnte, wer zu dick sei und zusätzliches
Training machen müsse. Wadd (1839) weiß Ähnliches mitzuteilen: „Bei den Spar-
tanern, welche rührige und kriegstaugliche Männer brauchten, galt die Corpulenz

für eine Schande, weil dieser Zustand die Idee von Schläfrigkeit und Schwäche in sich schloss. Daher wurden dann die Personen, welche eine Hinneigung zu dieser Krankheit zeigten, auf der Ephoren Geheis, der Behandlung mittelst Frictionen unterworfen; in einigen Fällen geboten sie sogar, dass dieselben mit Ruthen gepeitscht wurden" (S. 130). Ebstein (1904, S. 12) erwähnt noch, dass dicke Spartaner nicht in das Heer aufgenommen und mit Geldbußen belegt wurden.

Auch heute wird Adipositas unter funktionellen Gesichtspunkten betrachtet. Welche direkten und indirekten Kosten werden durch Adipositas verursacht? Wann wird Adipositas das Gesundheitsproblem Nr. 1 sein? Leisten adipöse Arbeitnehmer weniger als nicht adipöse Arbeitnehmer? Und einige Gesundheitsexperten von heute würden sich über die Idee der Spartaner, den Dicken Geldbußen aufzuerlegen, entzückt zeigen, haben sie doch Vergleichbares im Sinne, wenn sie planen, Adipöse höhere Krankenversicherungsbeträge zahlen zu lassen.

Sieht man von der gesellschaftlichen Funktionalität einmal ab, dann rückt als fünftes Kriterium die individuelle Gesundheit in den Vordergrund. Adipositas wird dann begriffen als mögliche Einschränkung der Lebenserwartung und als Faktor, der die Morbiditätsanfälligkeit erhöht (siehe weiter oben).

Eine Zusammenschau dieser fünf Kriterien lässt erkennen, dass zwar einerseits Adipositas in vielen menschlichen Gesellschaften als Ausdruck von Macht und Reichtum gegolten hat und noch heute gilt, dass andererseits nicht erst in heutiger Zeit Adipositas stark negativ bewertet wurde: als Ausdruck der Unfähigkeit, seine innere Natur zu kontrollieren, als Maßlosigkeit, als Sünde, als gesellschaftsschädigend und als Krankheit mit gravierenden Folgen. In einer Zeit wie der heutigen, in der sich in den westlichen Industrienationen fast alle Menschen ausreichend ernähren können und niemand mehr Macht und Reichtum über einen dicken Bauch präsentieren kann, ist diese Ambivalenz in der Beurteilung der Adipositas zusammengebrochen. Adipositas wird nur noch negativ sanktioniert. Der Schlankheitswahn und der Krieg gegen die Adipositas dürfen ungestört triumphieren. Nach den Waffen des Aufgeklärten Absolutismus, die gesellschaftliche Kontrolle des individuellen Körpers, die Bevormundung des Individuums, wird immer lauter verlangt, ohne die Gefahren für die bürgerlichen Rechte und für die Demokratie angemessen wahrzunehmen. Auf dem Kriegsfeld der Adipositas wird sich zeigen, wie autoritär unsere Gesellschaft ist oder wie viel Demokratie sie wagen will.

5.3 Historische Wurzeln der Prävention im Allgemeinen

Prävention ist kein Kind unserer Tage. Sie gehört zu jeder menschlichen Gemeinschaft und regelt zum Beispiel den Umgang mit Seuchen. Das Venedig der Neuzeit schützte sich etwa vor diesen durch die sogenannte Quarantäne. Jeder und jede, der oder die die Stadt betreten wollte, musste 40 Tage vor den Toren der Stadt auf einer Insel verbringen, um sicher zu stellen, dass er in diesem Zeitraum keine Krankheit bekam (Rosemeier 1997). Zur Prävention gehören dann auch Hygiene-Regeln etwa zur Reinhaltung des Wassers.

Prävention ist für menschliche Gemeinschaften etwas Nützliches: Sie erhöht die Lebensqualität, schützt vor Krankheit, schiebt den Tod hinaus und stärkt insgesamt eine bestimmte menschliche Gemeinschaft. Genau deshalb wird sie moralisch gut bewertet, wie fehlende oder mangelnde Prävention als negativ bewertet wird. Somit ist Prävention eingespannt in die Dichotomie von Gut und Böse. Deshalb sollen die Ursprünge dieser Dichotomie aufgezeigt und die Konsequenzen für Krankheitsprävention veranschaulicht werden.

Die grundlegenden mentalen Strukturen Europas gehen auf die griechischen Philosophen Pythagoras und Platon zurück. Von diesen Strukturen ist Krankheitsprävention wesentlich berührt. Daher werden nun die Ansätze dieser Philosophen vorgestellt.

Erstaunlich ist, wie mit den Denkmodellen von Zarathustra und Pythagoras/Platon die Jetztzeit erklärt werden kann, und zwar in einem erheblichen Umfang. Wo wir mit unserem Alltagsverstand ständige historische Brüche und Diskontinuitäten wahrnehmen, herrscht über Jahrtausende ein nahezu unheimliches Maß an Kontinuität, die bei nüchternem Nachdenken das Wesen von Zivilisationen ausmacht, die sich über Jahrtausende aufrechterhalten (Hutton 1986).

5.3.1 Das Böse ist das Ungesunde – religiös gedacht

Colpe (1993) siedelt eine ursprüngliche Dichotomie von Gut und Böse, die die abendländische Geschichte zentral beeinflussen sollte, in Afghanistan in Mazare-Scharif (bis vor kurzem der Stützpunkt der Bundeswehr) mit der dort lebenden Figur Zarathustra (1000 bis 800 vor Christi) an. Dieser betrieb Weidewirtschaft und war in seiner Existenz bedroht von *bösen* umherschweifenden Nomaden, die sich mit Drogen berauschten und sich dann an orgiastischen Viehschlachtungen zusätzlich berauschten. Zarathustra hatte eine elementare Abscheu vor Gewalt, er trat ein für Natur- und Tierschutz, er verteidigte das geordnete sesshafte Leben, das sein soziales und ökonomisches Überleben sicherte. Wir können hinzufügen: Vermutlich kümmerte er sich um die Gesundheit seiner Tiere, um seine eigene Gesundheit und die seiner menschlichen Gemeinschaft. Krankheit auf allen Ebenen gefährdete seine Existenz.

Die von ihm bekämpften Nomaden nehmen Drogen, morden aus Lust Tiere, missachten soziale Ordnungen, gefährden andere Existenzen und schaden ihnen.

Obwohl dies eine Beschreibung ist, die auf eine Gruppe Menschen zutreffen mag, die vor 3000 Jahren gelebt hat klingt dies, bezogen auf das Thema Gesundheit, doch recht aktuell. Keine Macht den Drogen, heißt es heute. Morden und noch viel mehr Mordlust ist moralisch streng verpönt. Ein durch Drogen bedingter schlechter Gesundheitszustand führt zu zusätzlichen Kosten im Gesundheitswesen, das die Solidargemeinschaft auszubaden hat. Diese Drogenabhängigen schaden aber auch der Gemeinschaft, indem sie nicht arbeiten, indem sie kriminell sind, etc.

Wir sehen also bei Zarathustra eine fundamentale Dichotomie zwischen Gut und Böse und indirekt damit auch zwischen gesund und ungesund. Gesundheit hat sich nicht erst heute moralisiert. Und es zeichnet sich schon damals ab, dass das Böse und Ungesunde irgendwie attraktiv sind: Drogen nehmen, Lust beim Morden, Umherschweifen, soziale Regeln missachten. Da kann der sesshafte Bauer Zarathustra nicht mithalten. Seine Existenz ist tendenziell langweilig oder eintönig.

So könnte es sein, dass sich das Gute und das Böse gegenseitig produzieren. Zarathustra baut die Nomaden als seine Feinde auf, seine brave Lebensweise lässt die Nomaden attraktiv erscheinen; die Nomaden wiederum brauchen das gute Leben als Grundlage ihrer Existenz. Nur wenn andere Tiere züchten, können sie sie ermorden und gegebenenfalls verspeisen. Die Abgrenzung der Sesshaften von den Nomaden und umgekehrt gibt beiden Gruppen ihre spezifische Identität.

Um der Argumentation Colpes (1993) weiter zu folgen: Aus Oppositionen, die Zarathustra umrissen hat, von rein – unrein, wahr – lügnerisch, gläubig – ungläubig, aus Personifikationen des guten und des bösen Menschen (sesshaft versus nomadisch) werden dann später in der persischen Religionsgeschichte zwei Reiche, das Reich des Guten und das Reich des Bösen, geschaffen jeweils von einem guten und einem bösen Geist, die unablässig miteinander ringen (Colpe 1993, S. 25 ff.).

Diesen zwei Reichen werden weitere Oppositionen hinzugefügt: hell – dunkel, geistige – stoffliche Weltsubstanz.

Wir können ergänzen: Das Adjektiv rein lässt sich verbinden mit gesund. So glauben wir, dass reine unverarbeitete Lebensmittel gesünder sind als etwa Convenience-Produkte mit den zahllosen unbekannten Zusatzstoffen. Natürlich lügt die Lebensmittelindustrie, wenn sie ihre ungesunden Produkte anpreist – so denken wir derzeit über die Lebensmittelindustrie, ignorierend, dass wir im Vergleich zur bisherigen Menschheitsgeschichte im Schlaraffenland leben. Und das Gegensatzpaar gläubig – ungläubig lässt sich auf die Jetztzeit übertragen mit: an die Regeln der DGE glauben und sich daran halten, oder die Regeln missachten und die eigene Gesundheit ruinieren. Selbstredend ist der gute Mensch derjenige, der sich regelmäßig die Zähne putzt und fünfmal am Tag Obst und Gemüse isst. Nur der Mensch, der seine Gesundheit schützt, ist gut. Nur die Gesellschaft, die auf Krankheitsprävention achtet, ist gut. Schließlich definiert sich eine gesunde Bevölkerung darüber, dass sie auf ihre Tiere aufpasst und sich gegen die Angriffe der Nomaden wehrt, beziehungsweise heute hinreichend arbeitsfähig ist und leistungsfähige Soldaten erschafft.

Wir können weiter hinzufügen: Hell wird in der Epoche der Moderne übersetzt etwa mittels der Lichtgestalten der gesunden Lebensreformbewegung des 19. Jahrhunderts; dunkel hingegen steht für Krankheit und Verderben. Schlankheit repräsentiert heute den *geistigen* Körper, der unbeschwert und leicht gen Himmel steigen kann.

Eine kurze Zwischenbilanz belehrt uns darüber, dass sich grundlegende Oppositionen über drei Jahrtausende nicht verändern. Krankheitsprävention lässt sich hervorragend einfügen in die genannten Dichotomien.

In einer, wie eben kurz skizziert, symmetrischen Welt, aufgeteilt in ein gutes und böses Reich, ist der Mensch den Mächten der Finsternis stets ausgesetzt, er kann prinzipiell vom Reich des Bösen vereinnahmt werden. Dagegen: In der ursprünglichen Version von Zarathustra kann er eher wählen: Will ich ein sesshafter anständiger Mensch sein oder will ich ein böser orgiastischer Nomade sein? Das Gute ist so wählbar, aber das Böse ist attraktiv. In der symmetrisch aufgeteilten Welt ist das Böse eher eine Plage, ein böser Geist.

Die beiden unterschiedlichen Konzeptionen haben Auswirkungen auf das jeweilige Menschenbild: da derjenige, der wählen kann und damit die Verantwortung für seine Wahl hat, dort derjenige, der vom Bösen ereilt wird, vielleicht weil er nicht vorsichtig genug war oder sich überraschen ließ, wie ein Mensch, der im Sommer das Haus verlässt und von einem Regenschauer ereilt wird, ohne einen Regenschirm dabei zu haben. Im zweiten Fall ist die Schuldfrage anders zu beantworten; das Subjekt ist weniger verantwortlich. Schließlich ist das Reich des Bösen nicht weniger mächtig als das des Guten.

Die beiden unterschiedlichen Konzeptionen gehen trotz 3000jähriger Geschichte in zentrale Figuren der Krankheitsprävention ein. Mit dem unendlich wiederholten Term des „selbstverantwortlichen Umgangs mit der eigenen Gesundheit" wird auf Zarathustra rekurriert. Der Bevölkerung wird damit gesagt: „Ihr könnt aus freiem Willen Euch für ein gesundheitsbewusstes Leben entscheiden. Und wehe Ihr tut es nicht und wählt das Böse."

Die Zwei-Reiche-Konzeption fließt dann dagegen eher in epidemiologische Studien ein, die etwa darauf hinweisen, dass aus sozialer Ungleichheit gesundheitliche Ungleichheit erwächst. Dann ist die soziale Lebenslage eher eine Plage, etwas, was dem betreffenden Menschen widerfährt.

Die symmetrische Aufteilung der Welt in Gut und Böse wirbt in gewisser Weise für Verständnis für den Gestrauchelten, den Gefallenen. Es ist dann menschlich, allzu menschlich, vom Bösen infiltriert zu werden. Es wird dann gerechnet, dass sich Hartz IV-Bezieher fünfmal am Tag Obst und Gemüse nicht leisten können und auf energiedichte Lebensmittel zurückgreifen müssen.

Die Nachfolgerinnen und Nachfolger Zarathustras machen bei dieser Personengruppe hingegen fehlendes Ernährungswissen aus und ärgern sich darüber, dass sich diese in der ersten Monatshälfte Pizzen nach Haus liefern lässt, um dann aus finanziellen Gründen in der zweiten Hälfte nur noch Süßigkeiten knabbern zu können.

Es ist unschwer nachzuvollziehen, dass die Mehrheit der Gesundheitsexpertinnen und Gesundheitsexperten in der Tradition von Zarathustra steht.

Wir machen in der Geschichte der Religionen einen Sprung in die Zeit nach der Geburt Christi, die mit einem theologischen Problem zu kämpfen hat. Die Erlösungsreligionen Judentum und Christentum können in einem ersten Schritt nicht erklären, woher das Böse kommt. Der erlösende Gott kann mit dem Bösen nicht verknüpft werden. Streng genommen, darf er die Welt, die voll des Bösen ist, nicht geschaffen haben. Wohin dann mit dem Bösen? Die zahlreichen gnostischen Sekten haben darauf eine Antwort gefunden: Ein böser Gott muss die Welt erschaffen haben, der Demiurg (Colpe 1993, S. 39 ff.). Die ganze Materie einschließlich des Leibes ist dann böse, die ganze Welt ist falsch und verworfen. Alleine ein göttlicher Funke (scintilla) in mir kann mir helfen, die Botschaft des fernen guten Gottes (deus absconditus) zu erhören und zu ihm aufsteigen zu können. Versöhne ich mich dagegen mit der Materie, bin ich satt und zufrieden, werde ich schläfrig, dann kann ich die Botschaft des fernen Gottes nicht mehr vernehmen (Klotter und Beckenbach 2012).

Die gnostischen Sekten sind keine historischen Relikte, sondern gnostisches Denken bestimmte zum Beispiel die Philosophie des 20. Jahrhunderts zentral (Klotter und Beckenbach 2012).

Und was hat dieses uralte theologische Problem mit Krankheitsprävention zu tun? Es determiniert mit die Verachtung des Leibes; er darf nicht genährt werden, vielmehr vor allem der Geist/die Seele. So ist nur der schlanke Körper ein idealer Körper, der wohlbeleibte Körper hingegen ein Indiz für Weltverfallenheit. Auch der untrainierte Körper weist in diese Richtung.

Es gibt noch andere Gründe, warum die Krankheitsprävention das Böse oder den Teufel überhaupt nicht mag. Der Diabolus, der Teufel, leitet sich von diaballein ab: durcheinander würfeln, ein Durcheinander machen (Schmidt-Biggemann 1993, S. 7). Er ist derjenige, der alle Gewissheiten, alle Vorausplanungen zunichtemacht. Keinen festen Boden gibt es mehr, auf dem alles solide steht. Um die Zukunft und deren Antizipation ist es schlecht bestellt.

Genau um die sichere Zukunft geht es der Krankheitsprävention. Mit entsprechendem Gesundheitsbewusstsein und Gesundheitshandeln soll ein gesundes langes Leben hergestellt werden und systematisch Krankheit vermieden werden. Das Schicksal oder die Schicksalsschläge, in der Geschichte der Religionen häufig als das schlechthin Böse konzipiert (ebd.), soll bezüglich der Gesundheit durch Krankheitsprävention in die Schranken gewiesen oder bezwungen werden. Krankheitsprävention ist der Plan gegen die relative Unplanbarkeit des Lebens.

5.3.2 Die Folgen des pythagoreischen und platonischen Denkens auf die Krankheitsprävention

Pythagoras hat im 6. Jahrhundert vor Christi gelebt, er war ein „Vertreter einer aristokratisch-elitären und entsprechend autoritären Verfassung und Politik" (Schupp 2003, S. 62). Es wird von einem Aristoteles-Schüler berichtet, dass er Kontakt zu Magiern, zu Zoroaster-Priestern hatte. Er lebte in einer Bruderschaft ohne Privatbesitz. Im Gegensatz zu den ionischen Naturphilosophen setzte er nicht auf kritischen Dialog, sondern auf das autoritäre Verkünden seiner Botschaft. Und was war seine Lehre? „Irgendeine Art der Seelenwanderung hat er wohl vertreten, und es scheint auch, dass er das bleibende Element dieser Wanderung tatsächlich mit dem Wort Seele (psyché) bezeichnet hat" (Schupp 2003, S. 64). Damit beginnt im Abendland der Siegeszug der Idee der Seele – auch bei Konzepten, die keine Seelenwanderung vertreten. Platon übernimmt den pythagoreischen Seelenbegriff, der dann übergeht in die christliche Religion.

> Die Seele ist ihrem Wesen nach dem Leib (der Materie) gegenüber fremd, sie entstammt dem Bereich des Göttlichen. Diogenes Laertius berichtet, Pythagoras habe gelehrt, ‚die Seele sei unsterblich, da auch das wovon sie losgerissen ist, unsterblich ist'. Die Seele wird durch den Kontakt mit der Materie in ihrem wahren Wesen getrübt… das Ziel muss daher sein, die Seele von der Materie wieder zu befreien … Diese Erlösung der Seele geschieht durch ‚Reinigung' (kátharsis) … Nach Pythagoras gehörte zur Reinigung vor allem eine bestimmte ‚asketische' Lebensform, aber auch die Einhaltung von Regeln, die man heute als Tabu-Vorschriften bezeichnen würde. (Schupp 2003, S. 65)

Wir verbinden heute mit Krankheitsprävention eine maßvolle Lebensweise, bezüglich Ernährung nicht zu fette, zu süße Lebensmittel, überhaupt nicht zu viel essen, wenig Alkohol, wenig Fleisch, etc. Auch das faule Leben steht im Verdacht, krank zu machen. Deshalb soll sich jede und jeder mindestens 30 min am Tag bewegen, die Treppen nutzen und nicht den Fahrstuhl, etc. Auch heute noch steht Reinigung hoch im Kurs, sei es durch Fasten, durch Meditation, etc.

Dazu gehörten für Pythagoras etwa auf den Konsum von Bohnen zu verzichten, das Brot nicht zu brechen, etc. (Schupp 2003, S. 65). Bemerkenswert an den Regeln war, dass sie nicht zu begründen waren, also auf Rationalität vollkommen verzichteten.

> Die Vorstellung einer individuellen, dem Körper gegenüber selbständigen, von diesem ‚metaphysisch' grundlegend verschiedenen, und somit immateriellen Seele, die das eigentliche ‚Wesen' des Menschen ausmacht, hat also – innerhalb der europäischen Geschichte – hier ihren Ursprung, wobei dieser Ursprung möglicherweise aus Europa in den Dualismus des Orients hinausweist. (Schupp 2003, S. 65)

Wir sind auch heute noch in diesem Dualismus gefangen. Wir können Leib und Seele gar nicht anders denken als getrennte Entitäten, die gleichsam notgedrungen und zufällig miteinander verknüpft sind. Selbstredend ist uns immer noch die Seele wichtiger als der Körper. Der Körper erscheint uns als bloßer Schein, als Oberfläche, wo es doch um die inneren Werte, um das Wesen gehen soll.

Das Streben nach Schlankheit, das rigide Festhalten an einem starren und asketischen Kostregime gewinnt mit der Lehre des Pythagoras seine historische und theoretische Fundierung. Schlank meint dann nicht mehr nur einfach schön und attraktiv, schlank steht dann für den Versuch, die Seele in einem üppigen Leib nicht noch stärker einzukerkern. Vom schlanken Körper scheint sich die Seele besser lösen zu lassen. Nicht der Körper soll genährt werden, sondern die Seele. Das strenge Kostregime dient im Lichte der pythagoreischen Lehre weniger dem gesunden und langen Leben, vielmehr ist es ein Erlösungswissen, um der materiellen Welt zu entkommen, aus ihr heraus zu schweben. Der füllige Leib kann bei diesem Manöver nur stören.

Welche Faktoren auch immer heute das Schlankheitsideal determinieren (Klotter 2012), es scheint so zu sein, dass die Idee, nur der schlanke Leib könne sich von der Materie lösen, all die anderen Faktorengruppen durchdringt. Der affektkontrollierte Mensch im Sinne Elias oder der disziplinierte Körper nach Foucault wären dann Varianten und moderne Interpretationen der vom Leib zu befreienden Seele. Die abendländische Konzeption des Leib-Seele-Dualismus mit all seinen Varianten würde dann eine tragende Säule dieser Zivilisation sein.

Das Wissen, auf das zu erwerben Pythagoras aus ist, ist keines, um die Natur besser verstehen zu können, sie besser beherrschen zu können, ist keines, um die menschliche Existenz besser verstehen zu können, es dient vielmehr der Erlösung, der Lösung der Seele vom Körper. Das Wissen dient religiösen Zwecken.

Der Körper wird in dieser Auffassung nicht nur als etwas Niedriges begriffen, er ist eine richtige Behinderung für die Seele. Nichts ist an ihm gut zu heißen. Diese gedankliche Konstruktion weist ohne Zweifel Vorteile auf. Angesichts von Krankheit und Tod, von Hungernöten und Naturkatastrophen ist es eine übermäßig tröstliche Idee, dass die Seele diesem unkalkulierbaren Schlamassel entkommt. Sie ist von der Kontingenz nicht berührt. Den Widrigkeiten und der Willkür des irdischen Lebens kann so die Stirn geboten werden. Der Preis für diesen Trost ist jedoch die Verachtung des Körpers und der sinnlichen Genüsse. Misslich wird diese gedankliche Konstruktion, sollte sie nicht zutreffend sein. Mit ihr wird dann leiblicher Verzicht gelehrt, ohne dass die entsprechende Belohnung harrt.

Dieser Dualismus ist womöglich aus narzisstischer Triebenergie gespeist. Der Mensch, genauer: die menschliche Seele, wird damit letztlich unangreifbar. Sie ist unsterblich, ein Abbild von Gott, von dem sie her stammt. Die Floskel: „Da stehe ich drüber" ist eventuell dieser Überzeugung geschuldet. Überhaupt: Die Idee von Gott, der Glaube an ihn adelt den Menschen.

Krankheitsprävention eignet sich sehr gut dazu, körperliche Sünden zu vermeiden. Sie ist in der Regel ein Askese-Modell, das dem Körper nicht allzu viel Genuss schenken will. Insofern reiht sie sich ein in die eben beschriebene Tradition, der Seele den absoluten Vorrang vor dem Körper zu geben.

Auch die Ungewissheit, die mit der Frage der Unsterblichkeit der Seele verbunden ist, könnte dazu beitragen, Prävention zu betreiben. Auch sie bildet ein Mittel, der Willkür des irdischen Daseins die Stirn zu bieten, sich also gegen das Schicksal zu wappnen. Auch wenn die Seele nicht unsterblich ist, darauf nicht zu hoffen oder zu setzen ist, kann zumindest das eigene Leben mit Krankheitsprävention relativ gesteuert werden. Sie bildet dann ein Sicherheitsnetz, einen zweiten Boden für den Fall, dass das religiöse Modell nicht funktionieren sollte.

Sollte es aber funktionieren, macht Prävention noch einen anderen Sinn: Der gesund ernährte trainierte Körper, dessen Gesundheitsstatus regelmäßig durch den Hausarzt evaluiert wird, ist ein Ausweis für ein gottgefälliges Leben (Labisch 1992). Er symbolisiert, dass seinem Besitzer die göttliche Gnade zuteilwerden könnte (Weber 1993).

Prävention ist gleichsam eine Panazee, ein Allheilmittel, die hilft, wenn es eine unsterbliche Seele und Gott gibt, die aber auch gut ist, sollte es dies nicht geben. Umso unverständlicher ist es, dass nicht alle Menschen begeistert sich der Krankheitsprävention verschreiben. Mit dem Platonischen Modell (siehe gleich) wird verständlicher, warum die Bevölkerung der Krankheitsprävention auch abhold ist.

Zurück zu den Philosophen: Üblicherweise wird angenommen, dass die Positionen von Platon und Sokrates identisch sind. Schließlich hat Platon die sokratischen Dialoge niedergeschrieben. Der Ineinssetzung von Sokrates und Platon widerspricht jedoch Schupp (2003). Nur die ersten Dialoge, die Platon aufgeschrieben hat, seien sokratisch inspiriert.

Doch zunächst: Wie beschreibt Schupp Sokrates? Von den Bürgern Athens für einen Sophisten gehalten, unterscheidet sich Sokrates aus seiner Perspektive von ihnen, indem es ihm nicht nur um die Effekte von Rhetorik geht, etwa um die geschickte Argumentation in einer Gerichtsverhandlung. Sokrates geht es auch um die Wahrheit, die er in einem kritischen Dialog ergründen will. Für ihn ist es ein großes Glück, über Tugend, Gerechtigkeit und Wahrheit sprechen zu können. Ohne dies würde sich sein Leben eigentlich nicht richtig lohnen. An erster Stelle der Dreiheit von Tugend, Gerechtigkeit und Wahrheit steht für Sokrates die Tugend, die im Leben umzusetzen glücklich macht.

In Abgrenzung zu Pythagoras geht Sokrates nicht von einer unsterblichen vom Körper abgetrennten Seele aus. Für ihn sei diese „das bewusste, vernünftige, verantwortliche Ich des Menschen" (Schupp 2003, S. 178). Die menschliche Vernunft ist mit den Tugenden verbunden. Die vernünftige Argumentation führt so zu einem Mehr an Tugend. Eine andere Verknüpfung ist die zwischen Vernunft und Handeln: Wenn jemand weiß, was vernünftiges Handeln ist, dann tut er dies auch. Der kritische Dialog in einer Öffentlichkeit wie der Polis ist ein Kontrollorgan, um der Vernunft zum Sieg zu verhelfen. Der Einzelne muss nicht das denken, was Staat und Religion von ihm verlangen Er darf und soll ein autonomer Denker sein.

Platon bezieht sich auf Pythagoras. Er übernimmt seinen Leib-Seele-Dualismus, verbunden mit der Wertung, dass das eine besser sei als das andere. „Es geht Platon jetzt nicht mehr – wie Sokrates – um das richtige Handeln des ganzen Menschen und um die seinem Handeln zugrundeliegende Erkenntnis, vielmehr geht es ihm um das richtige Tun und Erkenntnis der Seele" (Schupp 2003, S. 209). Und: „Es geht darum, die Seele rein zu halten, ‚bis der Gott uns völlig erlösen wird' ..." (Schupp 2003, S. 213).

Platon klingt in diesem Zusammenhang nicht anders als Zarathustra. Daher folgt daraus eine Krankheitsprävention, die den Körper zügeln und die Seele nähren soll. Das Unreine an der Seele ist der Körper. Er muss daher minimiert werden.

Die Seele ist nicht nur besser als der Körper, das Materielle lehnt sich an das Immaterielle an. So ist ein als schön wahrgenommener Körper nur ein Abbild der Idee des Schönen, das irdische und konkrete Schöne reicht in der Perfektion nie an die Idee des Schönen heran. Das Irdische ist immer im Hintertreffen. Vergeblich versucht der konkrete Körper sich seiner Idee ganz zu nähern (Schupp 2003, S. 217).

Krankheitsprävention, die auf einen kontrollierten Körper zielt, ist immer insuffizient, wird immer scheitern, da sie den perfekten, nur gesunden Körper nie erreichen kann. Sowohl die Menschen, die sich der Krankheitsprävention verschrieben haben, werden enttäuscht sein, wenn Krankheiten auftreten und sich die Unsterblichkeit nicht erreichen lässt, als auch die Gesundheitsexperten, die sich zum Beispiel darüber beklagen, dass die Deutschen noch immer zu viel essen, vor allem zu viel Fett und Zucker. Bei den Enttäuschungsbekundungen wird ignoriert, dass die Lebenserwartung in Deutschland noch immer permanent steigt. Es wird also auch hier streng platonisch gedacht.

So verstehen wir nun mit der platonischen Idee von Schönheit, dass auch noch das zu seiner Zeit berühmteste Model von sich behauptet, von körperlichen Makeln gezeichnet zu sein. Der Schlankheitswahn, die Idee der perfekten Gesundheit ist nie erreichbar, resignierend und depressiv muss der Mensch erkennen, dass er angesichts der Idee scheitert. Er kann nur versuchen, es – auf eine schlechte Weise – abzubilden. Das jedoch wird ihm im Sinne Platons abverlangt. Sich nicht der Idee annähern zu wollen, ist schändlich. Der Mensch muss zur Sphäre des Immateriellen streben, nach den Ideen, nach der unsterblichen Seele, nach Gott. Zwischen Platon und Twiggy oder Kate Moss liegen 2500 Jahre, doch könnte Twiggy die Schwester von Platon sein.

Platon kann nicht nur das Leiden einer Kate Moss erklären und damit fast aller Frauen und vieler Männer unserer Zeit, er liefert auch das rechte Modell zur Gesundheits- und Ernährungsbildung, von der wir bereits jetzt annehmen können, dass sie dazu dienen soll, die Sphäre des Immateriellen zu vergrößern und die Menschen hart ran zu nehmen, die auch nur daran denken sollten, dem Materiellen zu erliegen. Sokrates sprach mit den Bürgern, Platon hingegen will nur die Elite erziehen, da alleine diese versteht, was eine Idee ist, etwa die Idee von Gerechtigkeit und Glück. Der Elite wird die Aufgabe zugewiesen, das Volk zu erziehen: „Dies bedeutet, dass in Platons Staat die Menschen zu ihrem Glück nicht nur gezwungen werden dürfen, sondern sogar gezwungen werden müssen" (Schupp 2003, S. 224).

Zielt Sokrates auf eine demokratische Organisation der Polis, so greift Platon auf eine dreigliedrige Hierarchie zurück: das Volk, das Heer, die Regierenden. Diese Dreiteilung wird von ihm analog zur dreigeteilten Seele gesehen: den Trieben, dem Mut, dem Wollen und Erkennen. Diesen Seelenteilen werden wiederum Haupttugenden zugewiesen: „Mäßigung, Tapferkeit und Weisheit" (Schupp 2003, S. 225). Platon definiert Mäßigung auf folgende Weise: „Die Mäßigung aber besteht für die große Masse doch wohl hauptsächlich darin, dass man einerseits den Vorgesetzten Gehorsam leistet, andererseits sich selbst zu beherrschen weiß hinsichtlich der Freuden des Trankes, der Liebe und des Mahles" (Platon, zitiert nach Schupp 2003, S. 225). Schupp macht darauf aufmerksam, dass der griechische Begriff für Mäßigung, die sophrosyne, mit dem Begriff des Gehorsams eigentlich nichts zu tun hat, dies also eine Hinzufügung von Platon sein muss, um darin seine autoritäre Gesinnung unterzubringen. Die Masse soll also gehorsam sein und sich mäßigen.

Auf die heutige Zeit übersetzt, bedeutet dies, dass die bundesdeutsche Bevölkerung nach den Regeln der DGE leben soll, sie auch nicht gefragt wird, ob sie das will, und die Gesundheits- und Ernährungsexperten, wie bereits erwähnt, mehr als verbittert sind, wenn die Bevölkerung ihrer Meinung nach sich noch immer ungesund ernährt und sich einfach nicht an ihre Empfehlungen hält. Das erscheint als bodenlose Frechheit, sich dem Wissen der Weisen nicht zu unterwerfen. Da erscheint es dann als mehr als berechtigt, höhere Steuern für zucker-, fett- und alkoholhaltige Lebensmittel in Erwägung zu ziehen. Es können aber auch noch härtere Register gezogen werden, so die Abschaffung der Behandlung vermeintlich ernährungsbedingter Krankheiten (Klotter 2011). Krankheitsprävention ist dann nichts anderes als die Verwissenschaftlichung der platonischen Ideen, aber seine Grundgedanken bleiben voll erhalten.

Schlankheit und eine Ernährung gemäß den Regeln der DGE erscheint hingegen als Annäherung an die Tugend der Mäßigung. Das der Bevölkerung idealtypisch auferlegte orthorektische Essverhalten im Sinne der DGE ist durch und durch platonisch fundiert. Es wird auch klar, welche Aufgabe die Legion der Gesundheitsexperten hat. Sie gehören zu dem Heer, zu den Wächtern. „Bei Platon erhalten die Wächter jedoch eine neue und für Platon entscheidende Aufgabe: die Überwachung der Bevölkerung" (Schupp 2003, S. 226).

Die Wächter sollten keine familialen Bindungen haben; diese könnten ihrer Aufgabe nur hinderlich sein. Sie sollen ganz und gar dem Staate dienen. Sie werden herausgebildet nach eugenischen Prinzipien analog zur Pferdezucht. Selbstredend werden die Wächter über all das nicht informiert. Nur die Herrscher wissen davon. „Die Wächter müssen in einfachen und sparsamen Verhältnissen leben, nur so sind sie in der Lage, auch anderen Beschränkungen aufzuerlegen" (Schupp 2003, S. 227). Heute denken wir in diesem Zusammenhang an die Armee, an eine Polizeistation, aber auch eventuell an ein Krankenhaus oder an ein universitäres Institut der Gesundheitswissenschaften. All das kann ein Wächter oder eine Wächtergruppe sein, die eigentlich nicht weiß, was sie tut: die Bevölkerung an die Kandare zu legen, bezüglich Gesundheit die Bevölkerung dazu anzuhalten, sich maximal *selbstverantwortlich* gesundheitsbewusst zu verhalten und zu verhindern, dass die Bevölkerung verweichlicht, sich nicht mehr bewegt, nur noch isst und trinkt.

Die Verweichlichung schien für Platon die Ursache dafür zu sein, dass Athen zu Platons Lebzeiten seine militärische Vorherrschaft eingebüßt hatte. So kämpfte Platon gegen Luxus, auch gegen importierte Luxusgüter, die ihm ein Dorn im Auge waren. Daher plädieren heutige Gesundheitsexperten für möglichst unverarbeitete regionale Lebensmittelprodukte. Und geht Convenience nicht schon in Richtung von zu viel Erleichterung und Luxus, in Richtung von Verweichlichung?

Bei Platon ist es unmissverständlich: Alle Bürger haben ihre Pflicht zu erfüllen, und das nennt Platon auch noch gerecht:

> Die Vorstellung, dass Gerechtigkeit, also sittliches Handeln, einfach in der Erfüllung der Standes- und Berufspflichten besteht, fällt völlig aus allen Diskussionen heraus, die bei den Griechen über ‚Gerechtigkeit' geführt worden waren. Sokrates hatte den Handwerkern und anderen gerade zeigen wollen, dass die kompetente Erfüllung der spezialisierten Tätigkeiten nicht ausreicht, um etwas von Gerechtigkeit zu verstehen … Jeder Bürger hat die Pflicht, sich mit den Angelegenheiten der Stadt zu beschäftigen, und deshalb muss er sich mit den Fragen der Gerechtigkeit befassen. Bei Platon bedeutet Gerechtigkeit jetzt Erfüllung der Berufspflichten im Interesse des Staates und *nur* das, d. h. Sich-Enthalten von jeder politischen Tätigkeit. Gerecht ist eigentlich gar nicht der einzelne, sondern der Staat, in dem er als einzelner aufgeht. Dementsprechend geht es Platon auch nicht um das Glück des einzelnen Menschen, sondern um das des Staates. (Schupp 2003, S. 229)

So in etwa sehen dies vermutlich auch die Präventionsexperten, die eine Kostenlawine im Gesundheitswesen auf sich zurollen sehen und den Einzelnen als potenzielles Risiko betrachten, das die kollektive Krankheitslast erhöht. Natürlich besteht deshalb die individuelle Pflicht zum gesundheitsbewussten Handeln. Der Einzelne und sein Wohlbefinden sind in dieser Perspektive nicht denkbar, auch nicht, dass das Individuum gerne raucht, gerne ein Bier trinkt, etc. Undenkbar ist auch der Staatsbürger, der Politik gestaltet. Der Staatsbürger erschöpft sich in seiner staatsbürgerlichen Pflichterfüllung – nicht mehr und nicht weniger und das seit 2500 Jahren.

Um das Glück des Staates zu erzielen, dürfen die Herrscher nicht zimperlich sein: „Unsere Herrscher werden, wie es scheint, mancherlei Trug und Täuschung anwenden müssen zum Heil der Beherrschten. Und wir sagten doch, alles dergleichen sei nützlich als eine Art Arznei." (Platon zitiert nach Schupp 2003, S. 229) So kann es nicht als bedenklich eingestuft werden, den Broca-Index, das Idealgewicht oder den BMI mit Gesundheit zu korrelieren, auch wenn es dafür keine oder nur eine sehr geringe empirische Grundlage gibt (Klotter 1990; Kroke 2013), Hauptsache die breite Masse kann darüber zur Mäßigung veranlasst werden.

Sokrates dagegen war solche normative Zurichtung des Volkes fremd. Er wusste von der unterschiedlichen Verfasstheit der Menschen, die dennoch vor dem Gesetz alle gleich waren. Hippokrates sah das übrigens ähnlich wie Sokrates (Klotter 1990). Aber Platon hat geschichtlich gesiegt. Heute bestimmen die Gesundheitsexperten, was Gesundheit ist und was das Volk diesbezüglich tun muss. Gefragt wird das Volk nicht. Warum auch? Mit diesem Gewaltverhältnis zwischen Gesundheitswächtern und der Masse wird auch die Masse erst definiert. „Im Staat bestimmt nicht das Volk, wer die ‚Besten' sind, sondern die ‚Besten' bestimmen, wer zur ‚Menge' gehört" (Schupp 2003, S. 231). Ernährungs- und Bewegungsempfehlungen und Gewichtsindikatoren machen die Menge erst zur damit unterworfenen Menge. Und dieser Masse wird a priori „Zuchtlosigkeit" (Schupp 2003, S. 233) unterstellt. Wer zuchtlos ist, muss in die Schranken verwiesen werden, mit welchen Mitteln auch immer. „Dieser Herrscher-Philosoph ist nicht mehr der suchende, selbstkritische, sokratische Philosoph, sondern der Besitzer der Wahrheit, der Unterwerfung fordert" (Schupp 2003, S. 234). Das Christentum hat sich dieses Modell zu eigen gemacht (Schupp 2003, S. 234). Popper, der Begründer des Kritischen Rationalismus, sieht darin ein totalitäres Modell, das der eigentlichen historischen christlichen Lehre grundlegend entgegengesetzt ist (Schupp 2003, S. 235).

Es mag verwunderlich erscheinen, dass mit Zarathustra, mit Pythagoras und Platon das Grundgerüst dafür steht, was wir heute unter Krankheitsprävention begreifen und was wir als Krankheitsprävention tun. Keine Frage, Prävention hat sich ausdifferenziert etwa in primäre, sekundäre, tertiäre, in Verhaltens- und Verhältnisprävention oder sie wird von der WHO mit der Gesundheitsförderung verbunden (Klotter 2007a), aber die zentralen Argumentationslinien gehen auf die genannten Autoren zurück – so die Verbindung der moralischen Kategorie gut mit gesund, die Verbindung von nützlich und gesund, die Mahnung an die Bevölkerung, sich *eigenverantwortlich* um die eigene Gesundheit zu kümmern, die Hochachtung vor der Seele und die kontrollierende Zurichtung des verachteten Körpers, die Etablierung einer Wächtergruppe, die gegen die Zuchtlosigkeit der Bevölkerung vorgehen soll und dafür freie Hand bekommt, zu tun, was ihr beliebt, jenseits einer ethischen Beschränkung.

Somit wird auch ersichtlich, dass sich diese autoritäre und elitäre Idee von Krankheitsprävention kaum mit demokratischen Grundprinzipien anfreunden kann. Zu den Grundprinzipien gehören etwa die Fragen, was die Bevölkerung will, welche Gesundheit sie haben will, wie sie sie mit anderen Werten abwägen will, was sie bereit ist, dafür zu tun. Dann geht es natürlich nicht nur um die gesamte Bevölkerung, sondern um einzelne Gruppen und schließlich um die Individuen, die womöglich über Gesundheit ganz unterschiedlich denken und unterschiedlich gesundheitsbezogen handeln. Dann müssten die selbst ernannten Wächter akzeptieren, dass ihre Werte nicht notwendigerweise die der Bevölkerung sind. Dann wird Gesundheit als Pflicht nicht mehr auferlegt, sondern selbst für sich gewählt. Das bedeutet auch, dass sich Menschen gegen Gesundheit entscheiden können, weil ihnen zum Beispiel eine Risikosportart zu gut gefällt oder weil sie gerne Zigaretten rauchen. Es geht dann nicht mehr nur um das Wohlbefinden und das Glück des Staates, sondern auch der Menschen, die diesen Staat ausmachen.

5.4   Prävention von Übergewicht und Adipositas

Bislang wurde beschrieben, was die historischen Wurzeln von der Prävention im Allgemeinen sind, nun soll speziell auf die Prävention von Übergewicht und Adipositas eingegangen werden.

5.4.1   Die große Vernunft des Leibes

Wenn wir ein Ankerbeispiel für Vergeblichkeit suchen wollten, dann hätten wir es in der Prävention von Übergewicht und Adipositas gefunden. Sprich: Ihre Prävention ist wenig erfolgversprechend, um es noch vorsichtig zu formulieren.

Um die genannten Gründe nochmals zu wiederholen: Das liegt einerseits an unserer genetischen Programmierung („Iss so viel Du kannst, wenn Du kannst, vor allem Süßes und Fettes"), die sich in den hundert Jahren der Überflussgesellschaft noch nicht ändern konnte (100 Jahre sind für eine genetische Anpassung ein zu kurzer Zeitraum). Das liegt andererseits an einer adipogen Umwelt: ständige Verfügbarkeit von Lebensmitteln, Technisierung der Umwelt (Autos, Fahrstühle, Rolltreppen), die die Bewegung auf ein Minimum einschränken können. Zudem gibt es eine genetische Prädisposition zu Übergewicht und Adipositas (Klotter 2007a), die die Präventionsarbeit gewiss nicht erleichtert.

Wenn in der Menschheitsgeschichte die dauerhaften Begleiter Hunger und Hungersnöte waren, wenn es deshalb zu den berechtigten Urängsten des Menschen gehört zu verhungern, dann leben wir derzeit in den Industrieländern, aber zunehmend auch in den Schwellenländern, im Schlaraffenland. Als verständlicher Reflex essen wir mehr, als wir brauchen. Das kann nicht nur Spaß machen, sondern die Angst vor dem Verhungern verringern und entsprechend der genetischen Programmierung Vorsorge betreiben – für eine Zeit, in der es vielleicht weniger zu essen gibt als heute. Wer weiß?

In der Geschichte der Menschheit ist es im Prinzip ein vernünftiges Verhalten, Vorsorge für potenziell schlechtere Zeiten zu treffen. Hätten unsere Vorfahren nach den Empfehlungen der DGE gelebt, dann wären wir Menschen schon längst ausgestorben.

Daher nimmt es nicht wunder, dass diejenigen, die sozial schlechter gestellt sind, stärker von Adipositas betroffen sind. Es gibt hierzu verschiedene Erklärungen, aber die eine wäre die, dass die sozial schlechter Gestellten in der Menschheitsgeschichte stärker davon bedroht waren und sind zu verhungern oder an Hunger zu leiden. Deshalb essen sie präventiv mehr. Das macht historisch Sinn.

Prävention von Übergewicht und Adipositas verstößt so gegen eine historische Vernunft: individuell und als Art überleben zu wollen.

Von historischer Vernunft zu sprechen, ist das eine; nach den Determinanten des Essverhaltens zu fragen, das andere. Einkauf, Zubereitung und Verzehr von Lebensmitteln sind zu 80 % nicht von der Vernunft geleitet, sondern vom limbischen System, das dem Subjekt quasi vorschreibt, was es tun soll. Und das limbische System will im Wesentlichen eines: Belohnung. Deshalb kaufen und essen wir das, was uns besonders gut schmeckt und davon möglichst viel (Klotter 2014).

Das limbische System geht damit gleichsam einen Pakt mit der genetischen Programmierung ein: Beide wollen, dass der Mensch viel und gut isst.

5.4.2 Soziale Distinktion

Entsprechend des bislang Mitgeteilten müsste das Kapitel Prävention von Übergewicht und Adipositas eigentlich geschlossen werden, gäbe es nicht gesellschaftliche Phänomene, die dann doch präventiv wirken. Es sind jedoch nicht die Präventionsprogramme etwa der Krankenversicherungen, die greifen, sondern gesellschaftliche Einflüsse.

Um ein gesellschaftliches Phänomen zu nennen: Solange noch keine Überflussgesellschaft uns massenhaft mit Lebensmitteln versorgte, solange war die Mehrheit der Bevölkerung eher unfreiwillig dünn, konnte sie sich doch einen dicken Bauch nicht anessen. Naheliegenderweise war dann die Wohlbeleibtheit Symbol von Wohlstand und besserer Lebenslage. Noch Anfang der 60er Jahre des letzten Jahrhunderts musste ein deutscher Mann einen deutlich sichtbaren Bauch haben, um soziale Anerkennung zu finden (Klotter 1990). Heute, da alle sich den dicken Bauch anessen können, hat sich das Blatt gewandelt.

Hierzu ein kleiner historischer Exkurs: Nahrungsbeschaffung ist heute fast etwas Nebensächliches geworden. In der Menschheitsgeschichte spielt sie hingegen eine dominante Rolle. Unsere Vorgänger haben sich quasi rund um die Uhr mit der Nahrungsbeschaffung beschäftigt – häufig mit geringen Erfolgen. Hungersnöte waren an der Tagesordnung (Montanari 1993). Spätestens beim Übergang von Jägern und Sammlern zu einer agrarischen Kultur zeigen sich soziale Differenzen bei der Nahrungsaufnahme. Die gesellschaftliche Elite bekommt mehr und Besseres zu essen als die Restbevölkerung. Montanari (1993) veranschaulicht eindrucksvoll, wie sich im Mittelalter und in der Neuzeit die oberen Stände die Bäuche voll schlagen und der untere Stand hungert. Keine Frage, dass in diesen Zeiten der dicke Bauch überwiegend ein hohes Ansehen genießt. Häufig haben „die da oben" vor den Augen der Armen gevöllert, um zu demonstrieren, wie wohlhabend sie sind. Luxusessen und der beleibte Bauch dienten so als Mittel der sozialen Distinktion. Sie dienten dazu, oben und unten zu trennen.

In seinem Klassiker „Die feinen Unterschiede" (1987) beschreibt Bourdieu, wie sich dies im letzten Jahrhundert geändert hat. Mit einer hinreichenden Ernährungslage für fast alle verlor die Wohlbeleibtheit die Funktion der sozialen Distinktion. Schlankheit hat nun ihren Platz eingenommen. Wer in unserer Gesellschaft erfolgreich sein will, muss schlank sein. Diese Überlegung könnte veranschaulichen, warum derzeit Adipositas eher in den unteren sozialen Schichten zu verorten ist. Bourdieu erklärt dies auch mit unterschiedlichen Werten in den unterschiedlichen Lebenslagen: „Die Ess- und Trinkkultur ist sicher einer der wenigen Bereiche, wo die unteren Schichten der Bevölkerung in einem expliziten Gegensatz zur legitimen Lebensart stehen. Der neuen Verhaltensmaxime der Mäßigung um der Schlankheit willen, deren Grad der Anerkennung mit steigender sozialer Stufenleiter wächst, setzt der Bauer und nicht zuletzt der Arbeiter seine Moral des guten Lebens gegenüber" (1987, S. 292). So versuchen die Letztgenannten jeden Tag zu genießen: mit den Chips, dem Bier, dem Hamburger. Da sie sich den Porsche nicht leisten können, greifen sie zu dem Schokoriegel, um an dem allgemeinen Wohlstand teilzuhaben.

Die Gesundheitsexperten vertreten die „legitime Lebensart" und repräsentieren die Werte der mittleren und oberen Schichten. Dass die unteren Schichten im Sinne Bourdieus eine andere Orientierung haben, wollen die Gesundheitsexperten so nicht akzeptieren, obwohl sie nicht wissen, wie sie die unteren Schichten erreichen können.

Ein leiser Verdacht bleibt, dass die Propagierung der „legitimen Lebensart" durch die Gesundheitsexperten als Vertreter der Mittelschichten die Verbreitung der Adipositas nicht eindämmt, sondern begünstigt. Die Gesundheitsexperten wären so nicht neutral oder unbefangen, sondern parteiisch. Sie hätten ein Interesse daran, dass Schlankheit ein Mittel der sozialen Distinktion bleibt. Sie selbst wollen sich abgrenzen von den unteren sozialen Schichten. Dem offiziellen Ziel – der Reduzierung der Adipositas-Epidemie – stände so ein inoffizielles – Lobbyismus für die Mittelschichten – gegenüber. Mit welchen Mitteln die Gesundheitsexperten diese Abgrenzung erreichen, wäre noch zu erforschen.

Ein Mittel könnte, wie ausgeführt, darin bestehen, den Krieg gegen Adipositas auszurufen. Wer Krieg sagt, benennt einen Gegner: die Adipösen. In der Regel streckt der Gegner nicht freiwillig die Waffen, sondern kämpft. Der Gegner formiert sich erst über den Krieg. Er wird wohl nicht auf das verzichten, was ihn zum Gegner macht: die Adipositas.

Es ist nicht überraschend, dass die Werte der sozial besser Gestellten eine Gesellschaft dominieren: etwa das Schlankheitsideal, das sich seit Jahrzehnten radikalisiert, sprich: Die Menschen müssen immer dünner werden, um der Schlankheitsnorm zu genügen. Die höheren sozialen Lebenslagen zwingen ihre Werte den niedrigeren auf, sie missionieren und führen einen Kreuzzug gegen Adipositas (Klotter 2008). Das Streben nach Schlankheit für ihre eigene Lebenslage reicht ihnen nicht aus. Vielmehr müssen sie offensichtlich alle der Schlankheitsnorm unterwerfen, um so ihre soziale Vormachtstellung zu demonstrieren.

Es ist dann nicht minder überraschend, dass die sozial schlechter Gestellten nicht mit Begeisterung die Waffen strecken und den Götzen Schlankheitsideal anbeten, sondern sich subtil wiedersetzen: mit dem tendenziell triumphalen Gang zum nächsten Fastfood-Restaurant, mit der Tüte Chips, die genüsslich vor dem Fernseher gegessen wird – genüsslich nicht, weil die Chips ausnehmend gut schmecken, sondern dies eine Art von Widerstand gegen die von oben verordnete Schlankheitsnorm ist. Wie Foucault (1977a) am Beispiel der Sexualität herausgearbeitet hat: Das Verbotene schürt die Attraktivität des Verbotenen.

Soziale Distinktion begünstigt demnach Schlankheit bei den sozial besser Gestellten und Wohlbeleibtheit bei den schlechter Gestellten. Das unbewusste Motiv beim ausgerufenen Krieg gegen Übergewicht und Adipositas ist dann gegenläufig zum formulierten Ziel: nicht die Adipositasverbreitung reduzieren, sondern die sozial schlechter Gestellten zusätzlich diskreditieren, weil sie die Schlankheitsnorm in geringerem Maße erreichen als die da oben, und ihnen zudem ein schlechtes Gewissen einreden.

In Expertenrunden wird in diesem Zusammenhang gerne vom sogenannten Präventionsparadox gesprochen. Damit ist gemeint, dass diejenigen, die besonders bedürftig sind, Menschen aus sozial schlechten Lebenslagen, weniger mit Präventionsangeboten erreicht werden, als diejenigen, denen es relativ gut geht. Im Kontext der sozialen Distinktion könnte diese Problemlage noch verschärft werden: Präventionsangebote sind Teil der Unterwerfung der schlechter Gestellten unter Normen der besser Gestellten, wissend, dass die schlechteren Lebenslagen sich erstens dagegen wehren, zweitens laut Bourdieu einfach andere Werte haben und denen folgen und in einen Zwiespalt geraten zwischen eigenen Werten („Genieße den Tag!") und den normativen Erwartungen einer Gesellschaft nach Gesundheit und Schlankheit. Möglicherweise fühlen sie sich dann insuffizient und inferior. Profitieren die besser Gestellten von Schlankheit, etwa weil sich damit ihre Heiratschancen und Karrierechancen verbessern, gibt es für die da unten keinen vergleichbaren Nutzen. Warum sollten sie ihr Gewicht verändern, wenn es sich nicht lohnt, wenn sie eh arbeitslos sind oder keine beruflichen Aufstiegschancen haben? Die allgemeinste Faustregel zum Lernen besagt: Ich verändere nur dann mein Verhalten, wenn ich weiß, dass es mir etwas bringt.

5.4.3   Teufelskreislauf

Wenn Schlankheit ein Mittel der sozialen Distinktion ist, wenn sie sich radikalisiert hat, dann entwickelt sich eine spezifische und fatale psychologische Logik: Die sich verschärfende Schlankheitsnorm, – vergleichen wir nur Marilyn Monroe in den 50er Jahren des 20. Jahrhunderts mit Twiggy Mitte der 60er und heute mit dem Heroin-Schick auf den Laufstegen, um ein anschauliches Beispiel für diese Verschärfung zu haben – führt dazu, dass sich Millionen Menschen, vor allem Frauen, als unzulänglich erleben und mit Diäten beginnen. Selbst durchgeführte Diäten sind das denkbar ungünstigste Vorgehen, um Gewicht zu reduzieren, aber ein optimaler Einstieg in Essstörungen aller Art (Klotter 2007a). Das Scheitern der Diäten verstärkt das Gefühl der Unzulänglichkeit. Die Betroffenen erleben sich selbst als gescheitert und tendieren dann zu Depressionen. Sie schreiben es sich selbst zu, dass sie gescheitert sind. Ihre Willensstärke, ihre Disziplin habe nicht ausgereicht, um den inneren Schweinehund zu besiegen. Das Scheitern wird beantwortet mit einer Entweder-oder-Reaktion: Wenn ich meine Ziele nicht erreiche, dann ist eh alles egal, dann kann ich essen, was und wie viel ich will. Begünstigt wird die Selbstzuschreibung des Versagens durch die Medien wie die Printmedien, die auf den Titelblättern werben mit: „In 10 Wochen Bikini-Figur", oder „4 Wochen Workout und der Waschbrettbauch ist da".

So lässt sich eine Vermutung formulieren: Das Senken des Schlankheitsideals, das Diäten als Volkssport haben nicht dazu geführt, dass Menschen einen durchschnittlich geringeren BMI haben, sondern dass er sich aufgrund des eben beschriebenen Teufelskreislaufes erhöht hat. Und in der Tat ist seit der Verkündung des Idealgewichts Anfang der 60er des letzten Jahrhunderts die Prävalenzrate von Übergewicht und Adipositas deutlich gestiegen (Klotter 1990).

5.4.4   Die Politik

Wir stehen also vor einer paradoxen Situation: Die soziale Distinktion über die Schlankheitsnorm, deren Verschärfen und das daraus entstehende Diäten sind keine Mittel, um Übergewicht und Adipositas zu verhindern, im Gegenteil: Sie zeitigen vermutlich den umgekehrten Effekt.

Unserer Gesellschaft scheint die soziale Differenzierung über das sichtbare Zeichen Übergewicht und Adipositas wichtiger zu sein, als dem Übergewicht und der Adipositas zuvorzukommen. Prävention wird in diesem Falle also relativ unwichtig angesehen.

Dies ist auch daran abzulesen, dass in den Krieg gegen Übergewicht und Adipositas nur geringe finanzielle Ressourcen einfließen, sei dies vom Bund, den Ländern, den Kommunen oder den Krankenversicherungen.

Es scheint auch eine implizite Faustregel in der Politik für Politikerinnen und Politiker zu geben: „Halte Dich aus der Nahrungsaufnahme der Bevölkerung raus, wenn Du die nächste Wahl gewinnen willst. Lasse Dich ablichten mit einem Maß Bier in der Hand, aber nicht mit dem Glas Selters. Sei populistisch und gebe Dich volksverbunden, tue das, was Millionen Deutsche täglich machen: Bier zu trinken. Wisse, dass das Essen eines der letzten Refugien ist, das vom Staat nicht stark reguliert wird, beziehungsweise nicht stark reguliert zu sein scheint. Wisse, dass die Bevölkerung mehr als empfindlich reagiert, wenn auch da mehr Kontrolle droht."

Die Grünen haben es bei der letzten Bundestagswahl deutlich zu spüren bekommen, dass die Sache mit der Einführung des Veggie Days, was auch immer damit intendiert war, keine politische Trumpfkarte war, sondern ein Tritt ins Fettnäpfchen.

Auch in dieser Perspektive ist Prävention von Übergewicht und Adipositas eher ein Lippenbekenntnis. Mit ihr lässt sich keine Wahl gewinnen.

Es geht hierbei um die Frage des Ausmaßes staatlicher Regulierung eines (vermeintlich) ganz privaten Bereichs: dem Essen. Vermeintlich ist hier in Klammer gesetzt, weil der Staat etwa über Hygiene-Gesetze oder –Richtlinien schon relativ deutlich eingreift.

5.4.5   Das Paradoxon des Kapitalismus

Es geht hierbei aber auch um das Wesen des Kapitalismus, das sich als Paradox formulieren lässt: Der Kapitalismus verspricht nicht nur das Schlaraffenland, er hält dieses Versprechen auch ein. Noch nie in der Menschheitsgeschichte waren zum Beispiel die Westeuropäer über Jahrzehnte hinweg nicht von Hunger bedroht, im Gegenteil: Wir leben im Überfluss und zwar alle. Das politische Programm des Kapitalismus in seiner Ausprägung als soziale Marktwirtschaft ist, Wohlstand für alle zu garantieren. Die Vertreibung aus dem Paradies wird rückgängig gemacht.

Die andere Seite des Kapitalismus ist die protestantische Ethik, die Max Weber (1993) als vorwärtstreibenden Geist des Kapitalismus sieht; seine These lautet: Es hätte keinen Kapitalismus gegeben ohne die protestantische Ethik. Diese Ethik besagt, dass die göttliche Gnade beileibe nicht jedem zuteilwird. Ein radikal asketisches Leben (wenig essen und trinken, wenig schlafen, viel arbeiten, unnötige Gespräche meiden, etc.) und die Anhäufung von Kapital sind Voraussetzungen dafür, der göttlichen Gnade teilhaftig werden zu können. Die Menge des Kapitals lässt sich als Hinweis darauf lesen, die göttliche Gnade erhalten zu können.

In diesem Paradox des Kapitalismus stehen Übergewicht und Adipositas auf der Seite des Versprechens des Schlaraffenlandes; es gibt zwar die andere Seite der radikalen Askese, aber beide Seiten blockieren sich quasi gegenseitig, weswegen im Kapitalismus nur sehr halbherzig eine Prävention von Übergewicht und Adipositas betrieben werden kann. Löst der Kapitalismus sein Paradiesversprechen nicht (mehr) ein, so ist er obsolet geworden. Es fehlt ihm dann die Massenbasis in der Bevölkerung.

5.4.6   Zwei Esstraditionen

Bei der sehr moderat betriebenen Prävention von Übergewicht und Adipositas wird quasi unbewusst Rücksicht genommen auf eine historische Entwicklung, genauer: auf die Geschichte zweier gegensätzlicher Ernährungtraditionen, einerseits der antiken asketischen, andererseits der germanisch-exzessiven. Beide Traditionen beeinflussen unser Essverhalten. Wir nutzen Traditionen, um eine kulturelle und individuelle Identität zu gewinnen. Beim Essen müssen wir nun ein extremes Spagat hinbekommen zwischen Askese und der germanischen Tugend: „Esse und trinke, so viel Du kannst!".

Die frühantike und teilweise spätantike Askese fußt darauf, dass der Mittelmeer-Raum nicht sehr fruchtbar ist. Das Urlaubsparadies der Deutschen ist karg und schlecht zu bewirtschaften (Braudel et al. 1987). Der Mangel wurde mit der Idee des asketischen Lebens ideologisiert (Colpe 1993): „Mache aus einem schlechten Zustand eine Tugend", so lautet die Parole dazu. Das Christentum hat diese Tugend aus der antiken Philosophie übernommen. Das nicht Einhalten dieser Tugend galt fortan als Sünde.

Die Germanen, unsere Vorfahren, übernahmen zwar den christlichen Glauben, hatten jedoch bezüglich des Essens eine vollkommen andere Mentalität. Bei ihnen galt es als Ausdruck von Stärke und Manneskraft, möglichst viel zu essen und zu trinken (Bier). Sie betrieben Wettbewerbe, wer wen unter den Tisch saufen konnte (Montanari 1993).

Nun sind wir heute von beiden Traditionen beeinflusst, unser Essverhalten ist anteilig von beiden Mentalitäten determiniert. Wir müssen mit einem Paradox zwischen Mäßigung und Exzess Nahrung zu uns nehmen, gleichsam 5 Tage wenig essen und dann über die Stränge schlagen, aber vielleicht auch 5 Tage in Saus und Braus leben und 2 Tage fasten.

Auch dieses Paradox führt nicht dazu, dass vehement Prävention gegen Übergewicht und Adipositas betrieben wird. Die germanische Tradition würde dadurch zu sehr bekämpft werden. Das wissen die Politikerinnen und Politiker mehr oder weniger bewusst viel zu gut, um sich, wie erwähnt, mit einen Glas Selters auf dem Oktoberfest fotografieren zu lassen. Die Politik setzt klugerweise auf die germanische Tradition.

5.4.7 Poros und Penia

Das Paradoxon des Kapitalismus, die zwei in sich konträren Esstraditionen können auch auf einen Mythos zurückgeführt werden, den Sokrates im „Symposion" (Platon (1990) erzählt, um die Herkunft von Eros zu klären:

> Als nämlich Aphrodite geboren war, schmausten die Götter, und unter den übrigen auch Poros, der Sohn der Metis. Als sie nun abgespeist, kam, um sich etwas zu erbetteln, da es doch festlich herging, auch Penia und stand an der Tür. Poros nun, berauscht vom Nektar, denn Wein gab es noch nicht, ging in den Garten des Zeus hinaus, und schwer und müde, wie er war, schlief er ein. Penia nun, die ihrer Dürftigkeit wegen den Anschlag fasste, ein Kind mit Poros zu erzeugen, legte sich zu ihm und empfing den Eros. (S. 233)

Eros repräsentiert so nicht die reine Fülle, sondern ein Spannungsverhältnis. Er muss etwas von der Fülle wissen und haben und zugleich einen Mangel bergen, um begehren zu können. Als reine Fülle läge er zufrieden und satt auf der Wiese unter einem Baum, der ihm Schatten spendet. Der Anteil von Penia in Eros jedoch treibt ihn an. So wird Penia charakterisiert als „Mutter der Mühe und Ausdauer ...", als Lehrerin des Fleißes und der Künste" (Der kleine Pauli 1979, S. 617). In einer anderen Mythologie, als die über die Sokrates beim Symposion berichtet, ist Poros in seiner wörtlichen Übersetzung auch dynamisch: „Personifikation der Fähigkeit, einen Weg für alles zu finden" (Der kleine Pauli 1979, S. 1065).

Im Rahmen der protestantischen Ethik wäre Penia dann ein Mangel, der sich nicht selbst genügt, sondern zu Poros, zu Fülle und Überfluss drängt, zum Beispiel zu Kapitalakkumulation. Die beiden genannten Esstraditionen können ebenso verstanden werden: die naturbedingte mediterrane Askese, die den germanischen Exzess sucht und findet.

In diesen paradoxen Organisationen erwächst also Dynamik, von der möglicherweise Krankheitsprävention abgeschnitten ist, weil sie überwiegend oder alleine den Verzicht, die Askese, den Mangel fokussiert und keinen Begriff von Fülle hat, zumindest wird vermutlich der gesunde Körper von der Bevölkerung nicht mit

Fülle assoziiert. Gesundheit wird zwar anteilig angestrebt, aber sie bildet eher eine Voraussetzung für etwas anderes, für die Fülle, für den Überfluss. Aber genau diese bleibt bei der Prävention undefiniert. Den Menschen reicht es offenbar nicht aus, 100 Jahre gesund zu leben und gesund zu sein.

Übergewicht und Adipositas repräsentieren die Fülle, stehen für den zufriedenen Poros, der sich betrunken und gesättigt in den Garten von Zeus legt und einschläft und dann auch noch Sex hat, ohne sich dafür sonderlich ins Zeug legen zu müssen. Das ist savoir vivre in der Essenz. Davon träumen die Menschen. Auch dies ist ein Grund, weswegen Prävention von Übergewicht und Adipositas nicht greift, nicht greifen kann. Zwar wollen alle in einer Gesellschaft der Schlankheitshysterie auch dünn sein oder dünn werden, nur ist das keine Fülle. Das Schlankheitsideal verspricht Glückseligkeit, kann dieses Versprechen aber offensichtlich nicht einlösen. Es arbeitet unseriös, zumal in einer Gesellschaft, in der der Glaube an Gott schwindet und damit auch an die göttliche Gnade – wozu dann die Askese?

Wir können zusammenfassen: Krankheitsprävention von Übergewicht und Adipositas ist von Eros nicht durchdrungen, ist einfach nicht sexy. Es fehlt die Fülle und die Antwort auf die Frage: gesund wozu?

5.4.8 Die platonischen Wächter

Übergewicht und Adipositas erscheinen als ideale Phänomene, gegen die ein Kreuzzug unbedingt und uneingeschränkt gerechtfertigt ist, weil sie dem Anschein nach eine zentrale Tugend der gesamten europäischen Geschichte unterlaufen: die Mäßigung. Sie erscheinen als Ausdruck der Unfähigkeit, sich selbst zu kontrollieren oder auch der Unlust, dieses zu tun. Sie oszillieren ursächlich zwischen Unfähigkeit und Unlust. Das ist es, was Platon mit zuchtlos meinte.

Bei einer fiktiven Gerichtsverhandlung gegen bestimmte Phänomene und Störungen würde bei Adipositas das Richterurteil lauten: Der Adipöse ist voll schuldfähig. Er ist es, der dafür ausschließlich verantwortlich ist. Weiter oben wurden zahlreiche Gründe genannt, mit deren Hilfe diese Attribuierung als unzutreffend eingeordnet werden kann. Essentielle Hypertonie würde als eingeschränkt schuldfähig gelten; schließlich könnten die Betroffenen ihre Störung durch körperliche Aktivität und Gewichtsverlust reduzieren. Bei Rückenschmerzen ginge das Urteil eher in Richtung von Freispruch.

Zu sehen ist also, dass unterschiedliche körperliche Phänomene unterschiedlich hinsichtlich der individuellen Verantwortlichkeit bewertet werden. Wird Zuchtlosigkeit vom gesunden Menschenverstand als Ursache begriffen, dann ist die Richterin bereit, den Angeklagten lebenslänglich hinter Gitter zu stecken.

Die Tugend Mäßigung und 2500 Jahre abendländischer Geschichte sind nicht per Dekret oder per Willenserklärung abzuschaffen, aber es könnte nicht falsch sein, der Verquickung von Moral mit bestimmten körperlichen Phänomenen mehr Aufmerksamkeit zu schenken. Damit könnten die Adipösen ein wenig aus der Ecke herausgeholt werden, in die unsere Gesellschaft sie diskriminierend gestellt hat. Womöglich geht es dann den Adipösen psychisch besser.

5.4.9 Die Waffen der Wächter

Nicht erst heute wird Prävention von Übergewicht und Adipositas betrieben. Für Hippokrates (ausführlicher weiter oben) (460 bis 377 v. Chr.), etwa eine Generation älter als Platon, kam die Gesundheits- vor der Krankheitslehre. Prävention war so für ihn eine Selbstverständlichkeit etwa durch eine den Jahreszeiten angepasste und dem Menschentypus entsprechende Ernährung. Die schon erwähnte Mäßigung bestand für Hippokrates anders als bei Platon nicht aus der Umsetzung der von außen gesetzten Normen, sondern aus dem individuell zu identifizierenden rechten Maßes für den eigenen Körper. Das ändert sich erst in der europäischen Neuzeit, in der die gesellschaftlichen Erwartungen an alle nicht nur formuliert, sondern allmählich auch umgesetzt worden sind (Klotter 1990).

Ferner soll Hippokrates wohlbeleibten Menschen zu einem längeren Spaziergang vor dem Frühstück geraten haben (Kisch 1892, S. 13). Da Adipositas als Beeinträchtigung der Kriegstauglichkeit begriffen wurde, wurden junge Spartaner relativ drakonisch negativ sanktioniert (siehe weiter oben). In der römischen Spätantike empfahl Caelius zur Prävention und Therapie der Adipositas starke körperliche Übung und Belastung durch „Wagenfahrten mit einem Tiergespann, im Rennwagen, durch Reiten und Bootsfahren, durch schnelles Laufen … und Eilmärsche … Stimmübungen mit lautem Vorlesen, heftigem Schreien und Brüllen im Rhythmus der Wettkämpfer" (Orth 1960, S. 195). Damit die dicken Römer abnahmen, wurden ihre Glieder über einem offenen Feuer geröstet, auf dass sie schwitzten (ebd.)

Im Mittelalter wurden in Klöstern übergewichtige Mönche bis zu 20 Tage eingesperrt. Essen bekamen sie nur, wenn sie hochsprangen, um von einem Laib Brot etwas abzubrechen. Das Brot hing an einem Strick von der Decke herab (Wadd 1839, S. 131).

Die Wächter haben nicht nur heute zu klagen. Fischer (1933) fasst eine Schrift von Sebastian Franck aus dem Jahre 1532 zusammen: „Noch nie wurde zuvor so viel gesoffen, vom Weib bis zum Kind, alles will fressen und saufen, man gewöhnt schon die Kinder beizeiten daran und schüttet ihnen den Wein in die Wiege" (S. 203).

In der Prävention von Übergewicht und Adipositas lassen sich also zentrale Kontinuitäten feststellen, die vor allem aus der Reduktion/Umstellung der Ernährung und aus der Erhöhung der körperlichen Aktivität bestehen. Fast alle wichtigen Autoren, in der Regel Ärzte betonen, wie wichtig die Prophylaxe/Prävention ist. Es gibt aber auch Interventionen, die heute aus der Mode gekommen sind, so etwa die ärztliche Empfehlung, mehr Sex zu haben, oder bei der Ebstein-Kur (deutscher Arzt des 19. Jahrhunderts) zum Mittagessen zwei bis drei Gläser Wein zu trinken (Klotter 1990).

Es muss in der Geschichte der Prävention und Therapie von Übergewicht und Adipositas aber auch drastische Maßnahmen gegeben haben: „Man zapfte Blut ab, ließ den Fettleibigen zu Ader und schröpfte, man ließ sie abführen und schwitzen, hungern, dürsten und abhetzen, man quälte die Armen mit den drastischsten Medicamenten, über welche die Apotheke verfügt, ja man schnitt ihnen sogar Stücke Fett aus dem Leibe" (Kisch 1892, S. 4).

Es ist erst etwa 50 Jahre her, als die platonischen Wächter ungehindert tendenziell noch nationalsozialistisches Denken wiederholen konnten. Schreier und Spranger (1961) warnten in der Bundesrepublik Deutschland etwa vor Verweichlichung (vor der sich Platon in Athen auch gefürchtet hat) der Deutschen infolge der Verbreitung der Adipositas. Ein derart geschwächtes Volk könne leicht vom „Osten" überrollt werden. Wirths (1968) möchte die Meldepflicht für Adipöse einführen. Auch Gehrke (1968) sieht die Wehrtüchtigkeit der Deutschen bedroht.

Die platonischen Wächter haben sich selbstredend auch der Ernährungspolitik angenommen, etwa während des 1. Weltkriegs. Das Ministerium des Innern hat eine Schrift herausgegeben „Die Ernährung im Kriege" (2. Auflage 1915): „Was das Schwert nicht vermag, der Hunger soll es leisten, soll das unbesiegte Heldenvolk von Roßbach und Leuthen, von Leibniz und Waterloo, von Gravelotte und Sedan in die Knie zwingen. Es wird nicht gelingen. Entbehrungen, die unvermeidlich sind, werden deutsche Männer und Frauen zu tragen wissen" (S. 4). In dieser Schrift werden zwei Empfehlungen ausgesprochen: nicht mehr zu essen als nötig und: „Daneben gilt es, die unmittelbare Vergeudung von Nahrungsmitteln im Haushalt zu vermeiden, und, was für die Mahlzeit zur Verfügung steht, restlos zu verbrauchen. Es ist ganz selbstverständlich, dass in dieser Kriegszeit nicht wie sonst Überreste weggeworfen werden dürfen, sondern bis auf das Äußerste aufgebraucht werden müssen" (S. 14 f.). So steht es dann fest, dass es bereits im vergangenen Jahrhundert „Teller statt Tonne"-Aktionen gegeben hat.

Auch der Verzicht auf Fleisch wurde damals gefordert, so vom damals bekanntesten Fettsuchtforscher Carl von Noorden in seiner Schrift „Hygienische Betrachtungen über Volksernährung im Kriege" (1915). Angesichts einer möglichen Seesperre der Feinde Deutschlands müsse folgendes passieren: „Jedenfalls ist es vaterländische Pflicht jedes einzelnen, der bisher ein starker Fleischesser war, von dieser Gewohnheit zu lassen. Es war ein Luxus, der sich der einzelne, der ihn bezahlen konnte, in Friedenszeiten leisten durfte; jetzt aber wäre es ein Verbrechen an der Allgemeinheit, daran festzuhalten" (S. 17). Teller statt Tonne wird so ergänzt um die kriegsbedingten Vorzüge des Vegetarismus. Und Rubner, nach dem das Max Rubner Institut benannt worden ist, darf schreiben: „Der Kampf ums Dasein ist ein Kampf um die Nahrung" (1930, S. 47). Rubner bereitet damit ernährungspolitisch den 2. Weltkrieg vor.

Schlankheit

Wer Essen heute denken will, ohne das vorherrschende Schlankheitsideal zu berücksichtigen, geht fehl. Das rigide Schlankheitsideal beeinflusst das Essverhalten zentral, da ersteres zum Gebot führt: Esse am besten nichts!

6.1 Die Angst, nicht schlank genug zu sein

Delumeau (1989) gibt einen Bericht von Montaigne wieder, wie dieser versuchte, im 16. Jahrhundert die Stadt Augsburg zu betreten. Die Reisenden „pochen zunächst an einer eisernen Schlupfpforte" (S. 9), die ein Wachsoldat öffnet. Nach dem Eintreten wird die Schlupfpforte wieder geschlossen. Die Besucher betreten eine Brücke, die über den Stadtgraben gebaut ist, müssen ihren Namen und die Adresse, unter der sie in Augsburg zu wohnen gedenken, mitteilen. Fällt die Prüfung positiv aus, öffnet sich eine eiserne Schranke. Ein weiteres Hindernis taucht auf: eine gepanzerte Holztür. Wird diese aufgetan, so kommt der Reisende in einen dunklen Saal, in dem eine weitere Tür aufgeschlossen wird. Dann kommt der Fremde in einen erhellten Saal, in dem er eine gewisse Summe zahlen muss, um die Stadt betreten zu dürfen. Ist die Höhe der Summe angemessen, dann darf er die Stadt betreten.

Ganz offensichtlich hatte Augsburg, die damals so reiche Stadt, immense Angst vor den Fremden. Ein ausgeklügeltes Sicherungssystem sollte garantieren, dass kein Unbefugter die Stadt betritt.

Dem Europa des Schengen-Abkommens mit offenen Grenzen ist dieser Maßnahmenkatalog zur Sicherung eines Landes oder einer Stadt vollkommen fremd.

© Springer Fachmedien Wiesbaden 2015
C. Klotter, *Fragmente einer Sprache des Essens*,
DOI 10.1007/978-3-658-07065-6_6

Aber vielleicht ließe sich sagen, dass die damaligen Schließanlagen nach innen ver-
legt worden sind: in den Körper des Menschen. Die heute eingeforderte Schlankheit ist ein ähnlich totales Sicherungssystem, das mit der Hoffnung einer absoluten Sicherheit verbunden ist. Wer schlank ist, repräsentiert Attraktivität, Fitness,
beruflichen Erfolg, Flexibilität, Dynamik und Stil. Wer schlank ist, ist gleichsam
unverletzlich. Nichts kann ihm etwas anhaben. Von jeglichem üblen Verdacht ist
er befreit. Niemand kann ihm Schlendrian, ein Lotterleben, Zügellosigkeit nachsa-
gen. Der Schlanke erhält a priori die Absolution. Der schlanke Körper ist das Symbol der gewährten Absolution. Der Schlanke kann auf die Eisentore von Augsburg
verzichten, weil er selbst unangreifbar ist. Die Schlankheit ist der perfekte Panzer.
Alle narzisstischen Unverletzlichkeitsfantasien können mit dem schlanken Körper
befriedigt werden. Kein Hacker kommt in dieses super geschützte System rein.

Duby (1996) schreibt eine Geschichte der Ängste in Europa vom Mittelalter
bis heute. Er thematisiert die Angst vor der Not, vor dem anderen, vor Seuchen,
vor Gewalt und vor dem Jenseits. Letztere soll im Mittelalter wohl die schlimmste
gewesen sein: „Die Hölle war als ein sich aufzwingendes und bestürzendes Bild
jedermann jederzeit präsent. Sie war vermutlich die virulenteste aller Angstkeime
in den Menschen dieser Zeit. Ihre eigenen Sünden waren die Bedrohung, denn die
würden bestraft werden. Man versuchte mit allen Mitteln, mit Gebeten, Bußen und
Talismanen, der Verdammnis zu entkommen" (S. 130).

Heute, in dieser Epoche, in der der christliche Glaube scheinbar verblasst ist,
sind offensichtlich die Ängste vor ewiglicher Verdammnis nicht weniger geworden. Das vermutet Duby (1996, S. 130) selbst. Wir haben vielleicht im Bewusst-
sein nicht mehr den reichen Vorrat an bedrohlichen Höllenbildern. Aber sie scheinen dennoch vorhanden zu sein. Der Schlankheits- und Fitnesswahn scheinen die
aktuellen Gebete, Bußen und Talismane zu sein, von denen Duby spricht, um uns
die Höllenqualen eventuell zu ersparen. Aber im Gegensatz zum Mittelalter können wir nicht mehr, im Bett liegend, das Vaterunser sprechen, oder Talismane auf
dem Markt käuflich erwerben, nein, wir müssen uns plagen mit permanentem rest-
ringierten Essverhalten und mit regelmäßigem Workout im Fitnessstudio.

Unsere Ängste vor dem Höllenschlund sind vielleicht viel heftiger als die im
Mittelalter, wäre das Ausmaß an Selbstquälerei ein Indikator für das Ausmaß der
Ängste. Heute beschränkt sich die Angstbewältigung nicht mehr auf den spiritu-
ellen Bereich. Heute ist der hart arbeitende Körper gefordert, um den lauernden
Höllenhunden und der endlosen bestialischen Folter zu entkommen. Eventuell.
Denn Sicherheit gibt es keine. Gott ist wählerisch mit dem Mittel der Gnade, die
keineswegs jedem zukommen wird. Der Kampf um Schlankheit wäre so mit der
Hoffnung verbunden, eine gewisse Chance zu haben, der göttlichen Gnade teilhaf-
tig werden zu können.

Die Schlankheitsangst, die Angst, nicht schlank genug zu sein, wiederum verweist auf die aufkeimende Panik, über den potenziellen Indikator für die göttliche Gnade nicht zu verfügen. Jedes Gramm zu viel Fett reduziert die Wahrscheinlichkeit, einem Hauch der göttlichen Gunst zu erhaschen. In einem Europa, in dem nicht mehr viele unerschütterlich an Gott glauben, genau in diesem Europa grassieren die Ängste, Gott nicht auf der Rechnung zu haben. Zwar ist nicht sicher, dass er existiert. Aber existierte er, und gäbe es damit auch die Höllenqualen, dann wäre Prävention das einzig Richtige. Schlankheit kann deshalb nie schaden, ist weit mehr Sicherheit garantierend als Kindersitz, Airbag, ESP und ABS zusammen. Das Unbekannte und Unsichere (der unbekannte, aber dennoch existierende Gott) erhöht das Niveau der Ängste exponentiell. Optimalen Schutz scheint nur die Magersucht zu garantieren. Aber auch Magersüchtige sind noch voller Zweifel, zu dick zu sein. Vor den Augen Gottes sind gewiss auch diese zu fettleibig.

6.2 Der Prozess der Zivilisation

Schlankheitsängste können religiös interpretiert werden, aber ihre Wurzeln sind deutlich vielfältiger. Etliche historische Entwicklungen lassen sie sprießen. Eine hiervon ist der Prozess der Zivilisation, wie ihn Norbert Elias (1978) skizziert hat.

Elias behauptet: Der Mensch des Mittelalters war spontan und ungestüm, er lebte seine Impulse im Hier und Jetzt aus. Heute dagegen ist der Mensch affektkontrolliert. Er weiß auf der Bewusstseinsebene nicht einmal mehr von seinen „wilden" Impulsen wie Mordgelüsten oder wie Kannibalismus. Lesen wir heute von einem Fall von Kannibalismus, dann sind wir von Grund auf entsetzt und können uns das nicht erklären. Aber unsere Vorfahren wie z. B. die Kreuzfahrer haben sich im Nahen Osten gerne von gesottenem Kinderfleisch ernährt. Heute ist dies undenkbar. Wir müssen uns um eine derartige Affektkontrolle nicht mehr bemühen, wir müssen sie uns nicht abringen. Diese Affektkontrolle ist automatisch vorhanden, jedenfalls fast immer.

Schlankheitsängste verweisen im Sinne Elias also darauf, keine hinreichende Affektkontrolle zu besitzen oder diese zu verlieren. Und letzteres ist jederzeit möglich. Eine Woche All-inclusive-Urlaub, die Weihnachtsfeiertage reichen, um diesen Ängsten Nahrung zu geben.

Die entscheidende Frage lautet: Warum haben wir heute eine derartig hohe und fast automatisch ablaufende Affektkontrolle? Elias Antwort lautet: Im Mittelalter gab es überschaubare Aktionsräume. Die meisten Menschen wohnten in einem Dorf, das sie im Prinzip ein Leben lang nicht verließen. Die Mehrheit der Bevölkerung waren Bauern, die sich überwiegend selbst versorgten. Sie bauten das an, was sie dann aßen. Es bestand in diesem Sinne eine geringe Abhängigkeit von anderen. Diese Bauern mussten nicht darauf warten, dass um 7.00 die Milch geliefert wird, dass am Samstag um 10.00 Markt ist. Sie hatten keine verbindlichen Pausen von 11.15 bis 11.45. Sie mussten sich nicht am Fließband mit anderen abstimmen. Am Fließband kann man nicht Pause machen, wenn einem danach ist. Auf dem Feld ist dies eher möglich. Es gab also im Mittelalter keine Notwendigkeit zur langfristigen Planung, die von Affekten gefährdet sein könnte. Wer langfristig plant, muss in der Lage sein, seine Affekte zu kontrollieren und zurückzustellen. Wer heute plant, ein Studium aufzunehmen, muss in der Lage sein, die Gefühle der Müdigkeit am Morgen zurückzustellen, um pünktlich in der Vorlesung zu sein. In der Vorlesung muss der Hunger zurückgestellt werden, weil es peinlich ist, laut schmatzend ein großes Käse-Brötchen zu verdrücken. Um das Studium erfolgreich zu überstehen, muss auf manche Party verzichtet werden. Die Urlaubsliebschaft aus dem Mittelmeerraum darf einen nicht dazu veranlassen, Hals über Kopf nach Rom zu ziehen. Denn dann ist das Studium vorbei. Um das Studium erfolgreich zu bewältigen, ist es auch nicht ratsam, den Widerwillen gegen einen Professor oder eine Professorin öffentlich deutlich kund zu tun. Schließlich steht bei ihr oder ihm noch eine Prüfung an. Es ist ebenfalls nicht ratsam, der Kommilitonin eine runter zu hauen, nur weil man sich fürchterlich geärgert hat. Tut man dies, so hat man seinen Ruf für das ganze Studium weg. Kurzerhand: Zum Studium in unserer Zeit gehört Affektkontrolle unabdingbar dazu. Und nicht nur zum Studium.

Unser gesamtes Leben wird bestimmt von Affektkontrolle, die notwendig ist, um in unendlich lang gewordenen Interdependenzketten planend vorausschauend leben zu können. Mit unendlich langen Interdependenzketten ist gemeint, dass wir auf die Chips aus Asien angewiesen sind. Werden diese nicht geliefert, dann können wir nicht mehr am PC arbeiten. Wir beziehen unsere Bananen aus Übersee. Diese sind aus unserer Ernährungsweise nicht mehr weg zu denken. Wir brauchen das Medikament, das nur in den USA produziert wird. Wir sind also mit fast der gesamten Welt verknüpft und von ihr abhängig. Autark, also Selbstversorger, zu sein, können wir uns vielleicht wünschen. Aber die Realität sieht überwiegend anders aus. Sie zwingt uns zur Affektkontrolle. Wenn das dringend benötigte Medikament aus den USA kommt, dann sollten wir, wenn der Postbote klingelt, nicht schlafen oder spazieren gehen. Sonst verpassen wir die Sendung.

Wie ist diese Affektkontrolle historisch entstanden? Ist das europäische Mittelalter durch zahlreiche Machtzentren gekennzeichnet, die sich untereinander unentwegt befehden, entstehen in der Neuzeit Nationalstaaten mit einem einzigen Machtzentrum. Dieses Machtzentrum untersagt Fehden im Innern des Nationalstaates, es reklamiert für sich das Gewaltmonopol. Nur es darf Gewalt ausüben. Elias nimmt an, dass sich parallel mit der Entstehung von Nationalstaaten im Innern des Menschen ebenfalls eine „Zentralgewalt" etabliert hat, die die Affektkontrolle ausübt. Es wird dann mit der allmählichen Herausbildung einer inneren „Zentralgewalt" ebenfalls allmählich peinlich, bei Tisch zu rülpsen, das Tischtuch zum Naseputzen zu benutzen, aus einer gemeinsamen Schüssel zu essen. Es wird zunehmend peinlich zu völlern. Es entsteht eine gesellschaftliche Ächtung der Adipositas, die – oftmals zu Unrecht – als Ausdruck der Völlerei begriffen wird. Schlankheitsängste, die Befürchtung, nicht schlank genug zu sein, resultieren aus dieser drohenden Ächtung. Es wird allmählich peinlich und unangenehm, so wie es z. B. noch im 18. Jahrhundert üblich war, die Nacht in einem Hotel mit zehn fremden Menschen in einem Bett zu verbringen. Heute würden wir dies als Verletzung unserer Intimität und Integrität begreifen. Unsere Schamschwellen sind so hoch geworden, dass uns eine Nacht mit zehn fremden Menschen in einem Bett als unerträglich erscheinen würde.

Was bedeutet diese historisch entstandene Affektkontrolle für uns? Wir haben massive Angst, die Kontrolle zu verlieren, zum Beispiel bei der Nahrungsaufnahme. Heute wird fast nichts so stark geahndet wie der Kontrollverlust. So haben wir Angst, in einem Restaurant laut zu weinen. Zugleich haben wir Angst, zu kontrolliert zu sein, die eigene Impulsivität verloren zu haben, nicht spontan sein zu können. Müssen wir tagsüber sehr kontrolliert sein, so müssen wir auf der Party das Gegenteil sein: ausgelassen und spontan. Wehe der Person, die es nicht ist. Also laufen wir permanent in einem sehr schwierigen Spagat von perfekter Kontrolle und dem Zwang zur Ausgelassenheit.

Mit Elias lassen sich die gesellschaftlichen Bedeutungen von Essstörungen besser verstehen. Die Adipösen haben bezüglich der Affektkontrolle vermeintlich unübersehbar versagt und werden deshalb gebrandmarkt. Die Bulimikerinnen sind so schlau, die Impulsdurchbrüche hinter die Kulissen zu legen und die Folgen der Durchbrüche rückgängig zu machen. Sie entsprechen daher dem Anschein nach den Normen dieser Gesellschaft. Gäbe es die Norm der Affektkontrolle nicht, dann wäre vermutlich die Bulimia nervosa viel weniger verbreitet, da niemand im stillen Kämmerlein „fressen und kotzen müsste". Der Exzess würde einfach im Gasthaus stattfinden. Die Anorexia nervosa würde im Sinne Elias die zu perfekte Affektkontrolle darstellen. Und: In der Anorexia nervosa wird die Affektkontrolle geradezu karikiert. Sie stellt eine Provokation durch Überfüllung der Norm dar.

6.3 Historische Wurzeln der Schlankheitsängste

Wäre der Prozess der Zivilisation neben religiösen Motiven die einzige Ursache für unseren Schlankheitswahn, dann wäre dieser vermutlich nicht so wirkmächtig, nicht so terroristisch. Um ihn terroristisch werden zu lassen, müssen andere historische Entwicklungen hinzukommen. Im Zusammenspiel verschiedener historischer

Entwicklungen wird das Schlankheitsideal so gnadenlos. Das Schlankheitsideal geht aus unterschiedlichen historischen Strömungen hervor, die sich im Schlankheitsideal verdichten und ihm diese diktatorischen Züge verleihen. Zu einem Ideal kann ich sagen: „Ich will es erreichen" oder „Ich schere mich nicht darum". Vor unserem Ideal der Schlankheit allerdings gibt es kein Entrinnen. Schon vor vielen Jahren haben eigene Studien ergeben (Jaeggi und Klotter 1995), und diese Befunde wurden vielfach bestätigt, dass egal, wie dünn jemand ist, er und vor allem sie noch immer mit ihrem Körper unzufrieden ist und noch dünner werden will. In diesem Punkt gibt es nahezu keine Grenze. Fitness, Joggen, Wellness – sicherlich dienen sie der Gesundheit, aber die Tempel (und Laufstrecken) der Gesundheit werden vor allem frequentiert, um eine schlanke Linie zu bekommen. Vor allem, wer in dieser Gesellschaft „dabei" sein will, muss sich um Schlankheit bemühen, und das ohne Wenn und Aber.

Im Folgenden soll umrissen werden, welche historischen Spuren im Schlankheitsideal münden und es so wirkmächtig machen wie einen Wirbelsturm, der jedoch nicht kommt und geht, sondern permanent wütet. Wir versuchen, uns vor diesem Wirbelsturm in Deckung zu bringen, was uns nicht gelingt, und zugleich finden wir diesen Wirbelsturm auch sehr aufregend. Wir würden ihn vermissen, wenn er seine Gewalt verlieren würde.

Doch bevor die historischen Ursachen des Schlankheitsideals gebündelt werden, soll zunächst das Phänomen Schlankheit näher umrissen werden.

Schlankheit ist keine fixe Idee aus unseren Tagen. Sie gehört zum Abendland als Ideal seit der griechischen Antike, wenngleich in den letzten 2500 Jahren in bestimmten Epochen wie der Renaissance auch die Wohlbeleibtheit als Ideal vorgezogen worden ist.

Im Athen des 5. Jahrhunderts vor Christi galt Schlankheit, wie bereits erwähnt, als Ausdruck von Mäßigung. Derjenige, der seine innere Natur zu bändigen wusste war in der Lage, dünn zu sein. Die Griechen waren von der Angst gezeichnet, der inneren Natur nicht Herr zu werden. Sie hatten noch keinen Prozess der Zivilisation erfahren. Deshalb war Mäßigung ihr Zauberwort. Dieses betraf nicht nur die Sexualität, sondern auch das Essen, das Trinken, die Bewegung (Klotter 1990).

Dieses Zauberwort hatte auch eine politische Dimension. Die Griechen dachten, dass, wer sich, bezogen auf seinen Körper, zu beherrschen weiß, auch in politischen Dingen kein Hitzkopf und nicht maßlos wäre, kurz: dass er nicht zur Tyrannei neigen würde. Der selbstkontrollierte Bürger ist ein idealer Staatsbürger, weil er mit Vernunft, Maß und Besonnenheit für das Gemeinwohl eintritt. So stand Übergewicht in einem negativen Licht. Zudem glaubten die Griechen, dass Übergewicht ein Ausdruck von fehlender innerer Harmonie sei (Klotter 1990).

Das Christentum, das viel aus der griechischen Philosophie übernahm, entlieh den Griechen auch die Idee der Mäßigung. Es interpretierte diese aber neu. Mäßigung war jetzt nicht mehr Anzeichen eines guten Bürgers, sondern Ausdruck eines (relativ) sündenfreien Daseins. Alle leibliche Lust erschien dem frühen Christentum als suspekt, schien sie doch den Körper an den Boden zu bannen. Wer nach irdischer Lust sucht, dessen Blick ist auf Gott nicht mehr gerichtet. Er verliert den Kontakt zum Heiligen. Einer der Kirchenväter, Augustinus (354–430), wähnt sich im Kampf gegen die Sünde. Im Bereich der Sexualität bereitet sie ihm keine größere Mühe. Beim Essen jedoch sieht die Sache anders aus.

> Solchen Versuchungen ausgesetzt, kämpfe ich täglich gegen die Begier zu essen und zu trinken. Denn da gelingt es nicht, mit einem einzigen Willensakt Schluss zu machen und nicht mehr darauf zurück zu kommen, wie ich es bei der Sexualität konnte. So muss ich dem Gaumen maßvoll die Zügel mal lockern und mal straffen. Und welcher Mensch, Herr, ließe sich nicht gern einer Kleinigkeit wegen über die Grenzen des Notwendigen fortreißen? (zitiert nach Heckmann 1979, S. 55)

Das Essen ist damit das Einfallstor der Sünde, da Essen überlebensnotwendig ist, und da es, wie Augustinus berichtet, äußerst schwierig ist, zwischen notwendigem und genüsslichem Essen eine Grenze zu ziehen. Im Sinne Augustinus sind wir Naschkatzen. Auch heute noch, wenn jemand ein bisschen oder viel zu viel nascht, sprechen wir von „sündigen", fast zweitausend Jahre nach den Sätzen von Augustinus.

Der Kampf gegen die Sünde des Essens ist im frühen Christentum auch ein Kampf gegen die Maßlosigkeit der gesellschaftlichen Eliten, schart das Christentum doch zunächst diejenigen um sich, die gesellschaftlich eher ausgegrenzt sind. Sueton (70 bis 160 n. Chr.) skizziert die spätantike Maßlosigkeit mittels der Beschreibung Kaiser Vitellius:

> Und wie denn Üppigkeit und Grausamkeit seine Hauptlaster waren, so verteilte er seine Tafelgenüsse auf täglich drei, auch wohl mitunter vier verschiedene Mahlzeiten … eine Unmäßigkeit, die ihm leicht fiel, weil er sich gewöhnt hatte, regelmäßig Brechmittel zu nehmen… Am meisten von sich reden machte die Abendmahlzeit, welche ihm sein Bruder zur Feier seiner Ankunft (in Rom) gab, bei der, wie es heißt, zweitausend der seltensten Fische und siebentausend der kostbarsten Vögel auf die Tafel kamen… In derselben (eine riesige silberne Schüssel, A. d. A.) wurden Lebern von Meerbrassen, Gehirne von Fasanen und Pfauen, Zungen von Flamingos, Milche von Muränen … zu einem Ragout verbunden aufgetragen. (Heckmann 1979, S. 51)

Antike Mäßigung und christliche Schlankheit sind somit ein Bollwerk gegen Unmäßigkeit beim Essen und Grausamkeit. Beide Eigenschaften werden in einem

Atemzug genannt, stellen doch beide einen Verstoß gegen das Ideal der Beherrschung der inneren Natur dar. So nimmt es nicht wunder, dass es kein Bild eines wohlbeleibten Jesus gibt. Er ist immer schlank und ein Rebell gegen die ausschweifende gesellschaftliche Elite. Schlankheit repräsentiert fortan nicht nur Mäßigung und Sündenfreiheit, sondern auch eine Art von Revolte gegen das „Establishment", gegen die herrschenden Schichten. Ein klein bisschen wird Schlankheit damit revolutionär – bis in unsere Tage, in denen die Mitglieder der Kommune 1 oder die Mitglieder der RAF oder Popstars einfach dünn sein müssen, um glaubwürdig zu sein.

Mit dem vernichtenden Vorwurf der mangelnden Mäßigung und damit der Verfehlung der Schlankheit konnten die „oberen 10.000" gebrandmarkt werden, aber auch die Feinde. Tacitus (55–125 n. Chr.) schreibt über die Germanen, unsere Vorfahren:

> Ihr Getränk ist ein Saft aus Gerste oder Weizen, zu einiger Ähnlichkeit des Weins gegoren. Die am Ufer am nächsten kaufen auch Wein. Die Speisen einfach, ländliches Obst, frisches Wild, geronnene Milch. Ohne Zubereitung, ohne Leckereien vertreiben sie den Hunger. Nicht gleiche Mäßigung gegen den Durst. Willfahrete man ihrer Trinklust, ihnen darreichend, so viel sie begehrten, nicht minder leicht würden sie durch Laster, als durch Waffen besiegt. (Heckmann 1979, S. 53)

Die Germanen, sie sind Säufer, Bier-Säufer, sie essen schlicht, ohne besondere Esskultur, und sie sind so versoffen, dass sie den Krieg verlieren, wenn sie genug Bier zum Trinken haben. So sind sie einem Ausbund an Maßlosigkeit und damit der Verachtung vollkommen anheimgestellt. Natürlich sind die Germanen auch fett. Somit erweist sich der Gegner oder Feind als ideal, der auch moralisch ein Kontrahent ist, moralisch auf der anderen Seite des Ufers steht. Nicht schlank sein, bedeutet fortan, nicht nur maßlos zu sein, ein Sünder oder eine Sünderin, sondern auch der Feind, der verachtet werden muss.

Für die Nachfahren der Germanen, das sind wir, wird die Sache damit kompliziert: Wir stehen in der Tradition der Antike und des Christentums, aber wir sind mehr oder weniger unbewusst auch dem Erbe der Germanen verbunden. Ein echter Germane ist derjenige, der möglichst viel isst und trinkt, ohne zu erbrechen und ohne umzufallen. Nur in diesem Fall handelt es sich um einen echten und starken Germanen. In der Verpflichtung gegenüber der Tradition müssen wir demnach beides sein: antiker Held, christlicher Mönch auf der einen Seite, auf der anderen Seite maßloser Germane. Es ist nicht einfach, diese beiden Traditionen unter einen Hut zu bringen. Sie bilden im Grunde ein zerreißendes Spagat, das dann tendenziell geschlechtsspezifisch interpretiert wird: Die Frauen bleiben antik/ christlich in ihrem (Ess-)Verhalten, die Männer sind oder spielen die Germanen.

Schlankheit ist nicht nur eine Sache oder ein Resultat von Moral, sie wird auch quasi natürlich produziert, was dann die erschreckende andere Seite der Schlankheit wäre: ein Ergebnis von Hunger. Prokop schreibt im 6. Jahrhundert über schreckliche Zustände in Italien:

> Die meisten Leute stürzten sich unter dem Zwang des Hungers, wenn sie irgendetwas Grünes fanden, gierig darauf und suchten, auf dem Boden kauernd, das Gras auszuraufen. Bei ihrer völligen Entkräftigung waren sie dazu aber nicht mehr imstande, und so stürzten sie über das Gras und ihre eigenen Hände und gaben den Geist auf. (zitiert nach Montanari 1993, S. 13)

Hungersnöte sind keine Randerscheinung, kein seltenes Ereignis in der Geschichte der Menschheit, sondern allgegenwärtig, auch heute noch, wenn von der Überflussgesellschaft in den Industrienationen und teilweise auch in den Schwellenländern abgesehen wird.

Das 13. Jahrhundert beschert Europa die Durchsetzung von Tischmanieren. Wer etwas gelten will, wer von Geburt an edel ist (der Adel), muss sich fortan am Tisch gut benehmen, nicht rülpsen, nicht schmatzen, nicht gierig essen (vergleiche Elias, siehe oben), mit Besteck essen, etc. (Montanari 1993). Die Verachtung der Gier führt langfristig zu einer neuen Norm: der Schlankheit. Der schlanke Körper demonstriert den Triumph über die Gier.

Schlankheit als Norm wird unterstützt durch die Reformation. Zwar ist Luther selbst kein Kostverächter, aber die Radikalisierung der Reformation durch Calvin, Zwingli und die Puritaner führt zur sich allmählich durchsetzenden Idee der radikalen Askese. Ein guter Protestant darf für die irdischen Genüsse nichts übrig haben. Selbst zu viel Schlaf oder einfaches Plaudern stehen auf der Abschussliste. Selbstredend gilt dies auch für den opulenten Genuss bei Tisch (Weber 1993; Zimmer und Klotter 2011). Schlankheit wird zum Ausdruck eines gottgefälligen Lebens.

Das klassische Zeitalter besinnt sich zurück auf die Ideale und körperlichen Proportionen der griechischen Antike. In der Abkehr von der barocken Lebenslust wird Mäßigung als bürgerliches Ideal wieder gerne gesehen. Unterstützt wird diese Umkehr von der Romantik, der Gegenbewegung zur bürgerlichen Aufklärung, die auf Gesetzesverachtung, Gefühl und Todessehnsucht setzt. Romantiker essen nicht viel und sind schlank. Dick sind nur die angepassten Spießbürger. Seit der Romantik muss im Prinzip jeder Mensch in der Revolte schlank sein – als Ausdruck seines unangepassten Lebens. Der dicke Bauch dagegen signalisiert eine Bejahung dessen, was ist, bedeutet, zufrieden in und mit diesem Leben zu sein. Das wäre für den Romantiker eine ausgemachte Katastrophe (Klotter und Beckenbach 2012).

Auf einer etwas abstrakteren Ebene lassen sich die historischen Wurzeln der Schlankheitsängste auf folgende Weise bündeln (und auch teilweise wiederholen):

1. Die seit ca. hundert Jahren vorhandene Überflussgesellschaft (verursacht durch die Industrialisierung der Lebensmittelproduktion und durch bessere Konservierungsmethoden und Transportmöglichkeiten) führt zu einer Gegenregulation: dem Schlankheitsideal. Aufgrund unserer genetischen Programmierung, die sich innerhalb hundert Jahren nicht ändert, sind wir darauf ausgelegt, jede sich bietende Möglichkeit zu nutzen, möglichst viel zu essen, vor allem möglichst viel Fettes und Süßes. Ohne diese genetische Programmierung hätten unsere Vorfahren nicht überlebt. In der Überflussgesellschaft ist diese Programmierung dysfunktional geworden. Das radikale Schlankheitsideal bildet ein Mittel der Gegensteuerung zu dieser genetischen Programmierung. Ob die Gegensteuerung erfolgreich ist, lässt sich nicht sagen, da es keine Kontrollgruppe gibt. Zu vermuten ist allerdings, dass sie gewisse Erfolge zeitigt. Schließlich dürfen wir eigentlich nicht über die sogenannte Adipositas-Epidemie klagen, sondern uns vielmehr wundern, dass aufgrund unserer genetischen Programmierung nicht alle stark adipös sind. Die Angst, nicht schlank genug zu sein, bildet die motivationale Basis zur Gegensteuerung.

2. Freud (1989), aber auch Parsons, gehen davon aus, dass jede menschliche Gesellschaft nur funktioniert, wenn Triebe unterdrückt werden. Die nicht realisierte Triebenergie soll sublimiert werden, sprich: in die Energie zu arbeiten umgewandelt werden. Jegliche menschliche Kulturleistung basiert demnach auf Sublimierung. Würden wie im imaginierten Schlaraffenland die Trauben in den Mund wachsen und gebratene Hühner durch die Luft schweben, dann hätte kein Mensch Lust zu arbeiten. Keine Kirche würde erbaut, keine Hausarbeit würde geschrieben werden. Das 19. Jahrhundert, das sogenannte viktorianische Zeitalter, gilt als die Epoche der Sexualunterdrückung. Selbst Foucault (1977a), der dieses Zeitalter zugleich für die Entfaltung unendlicher Diskurse über die Sexualität verantwortlich macht, hat dies nicht bestritten. So wären die Kirchtürme des 19. Jahrhunderts der Sexualunterdrückung geschuldet. Gemeinhin wird angenommen, dass sich das 20. Jahrhundert mit Wilhelm Reich der sexuellen Befreiung verschrieben hat. Worauf sind dann die Kulturleistungen des 20. Jahrhunderts zurückzuführen? Eine Antwort darauf könnte lauten: auf die Unterdrückung des Hungerdrangs. Das permanent sinkende Idealgewicht im 20. Jahrhundert (Klotter 1990), die damit inniglich verbundene Radikalisierung des Schlankheitsideals führen zu einer dauerhaften Unterdrückung der Hungerimpulse. Restringiertes Essverhalten wird zum kulturellen Habitus. Das Schauen von Kochshows im Fernsehen erlaubt einen Blick in das verlorene

Paradies. Die Angst, nicht schlank genug zu sein, ist der Motor für das restringierte Essverhalten. Wenn heute für die Sexualität gilt, alles ist möglich (sofern vorher mit dem Partner darüber gesprochen worden ist), wenn der Begriff der Perversion weitgehend obsolet geworden ist, dann ist der andere basale Trieb, der Hunger, einem Zwangskorsett unterworfen worden. Nichts geht mehr, so ließe sich das bezüglich des Hungers zusammenfassen. Unser Ideal besteht darin, nichts zu uns zu nehmen. Als Kompromiss essen wir am Morgen zum Frühstück einen halben, nicht allzu süßen, Apfel, zum Mittag einen Joghurt aus Magermilch und abends erfreuen wir uns zweier Salatblätter und schlürfen dazu genüsslich Mineralwasser. Brumberg (1994) führt dazu aus, dass möglicherweise das menschliche Leben bestimmt wird von einer Dialektik neuer Freiheiten und neuer Zwänge. Als Beispiel nennt sie die US-Amerikanerinnen der 20er Jahre des letzten Jahrhunderts. Diese genossen neue Freiheiten im Berufsleben und in der Sexualität. Zugleich unterwarfen sie sich neuer Zwänge bezüglich des Essens, sprich: Sie mussten sehr dünn sein, um dem Schönheitsideal zu entsprechen. Schlankheit ist so der neue Zwang, die Angst, nicht schlank genug zu sein, die Triebfeder davon

3. In archaischen Gesellschaften gilt eine Frau dann als attraktiv, wenn sie wohlbeleibt ist. Dies ist ein Hinweis darauf, dass sie relativ wohlhabend, gut genährt ist, um auf diese Weise die Überlebenswahrscheinlichkeiten ihrer potenziellen Kinder zu verbessern. So nimmt es nicht wunder, dass in Afrika junge Mädchen gemästet werden, um ihre Heiratschancen zu verbessern. Die sogenannte Pille, ein Ovulationshemmer, hat wie fast nichts anderes das Sexualleben in den letzten 50 Jahren in den entwickelten Ländern verändert. Damit haben sich Reproduktion und Sexualität voneinander gelöst. Das wiederum bedeutet, dass eine Frau nicht wohlbeleibt sein muss, um als attraktiv zu gelten, geht es doch nicht unbedingt um den Wunsch sich fortzupflanzen, sondern um den reinen Sex. In entwickelten Ländern sind kinderlose Paare auch nicht dem Untergang geweiht. Schließlich garantiert die Rentenversicherung das Überleben nach dem Ausscheiden aus dem Berufsleben und nicht die Kinder. Schlankheit symbolisiert die Trennung von Reproduktion und Sexualität. Die Angst, nicht schlank genug zu sein, „nährt" dieses Symbol.

4. Wohlbeleibtheit steht nicht mehr für die Reproduktionsfähigkeit der Frau. Wenn wie in der Überflussgesellschaft alle genug zu essen haben, um rundlich zu werden, dann demonstriert der dicke Bauch keine gesellschaftliche Macht mehr. Was tun die oberen Schichten, wenn Wohlbeleibtheit kein Mittel mehr der sozialen Distinktion (Bourdieu 1987) ist? Sie versuchen, schlank zu werden. Schlankheit wird zum Mittel, um die da oben von denen da unten abgrenzen zu können. So ist es dann nicht überraschend, wenn Adipositas in den unteren

sozialen Schichten verbreiteter ist als in den oberen. Wer heute attraktiv und erfolgreich sein will, muss schlank sein. Schlankheit ist die Eintrittskarte für die berufliche Karriere, verbessert auch die Heiratschancen. Wer nichts zu verlieren hat, wer Hartz IV bezieht, der ist potenziell übergewichtig. Das scheinbar anmutige und harmlose Ideal der Schlankheit ist nichts anderes als ein Politikum, eine scharfe Waffe der oberen sozialen Schichten gegen die unteren – eine Streubombe. Der ausgerufene Krieg gegen Adipositas ist ein Krieg gegen Menschen in schlechten Lebenslagen, die Wichtigeres zu tun haben, als sich um ihr Gewicht zu sorgen.

5. Der Prozess der Zivilisation im Sinne Norbert Elias (siehe oben) führt zu einer radikalen Affektkontrolle. Die hat auch zur Folge, dass der Hungertrieb kontrolliert werden muss. Schlankheit symbolisiert gelungene Affektkontrolle. Adipositas steht dagegen im Rampenlicht misslungener Kontrolle. Deshalb darf sie wie fast nichts anderes verachtet und stigmatisiert werden. Die Angst, nicht schlank genug zu sein, schuldet sich der Befürchtung, nicht hinreichend Affektkontrolle vorweisen zu können. Sich heutzutage offenkundig nicht kontrollieren zu können, ist fast das Schlimmste, was einem Menschen heute passieren kann. Es ist die Katastrophe schlechthin. Und es ist unverzeihlich. Die Sichtbarkeit von Schlankheit und Wohlbeleibtheit macht diese scheinbar zum geeigneten Mittel zur Beurteilung gelingender oder misslingender Affektkontrolle. Ob jemand Bluthochdruck hat, ob jemand Psychopharmaka nimmt, ist schwieriger von außen zu erkennen und zu beurteilen. Die Wohlbeleibtheit hingegen nehmen wir als sicheren Indikator für mangelnde Selbstkontrolle. Wir sprechen dann gerne von Willenlosigkeit oder fehlender Disziplin. Hat da jemand seinen inneren Schweinhund nicht überwinden können? Wer aller Welt kundtun will, affektkontrolliert zu sein, muss dünn sein. Die Angst, nicht schlank genug zu sein, ist deshalb mit Panik durchtränkt. Wer nicht schlank ist, hat gleichsam das Recht zu leben verwirkt.

6. Mit einem ganz anderen theoretischen Ansatz wie Elias kommt Foucault (1977b) zu vergleichbaren Ergebnissen. In seinem Werk „Überwachen und Strafen" arbeitet er heraus, dass die Moderne einen massiv disziplinierten Körper produziert und jeden Einzelnen permanent kontrolliert, auf dass er diszipliniert bleibt. Der disziplinierte Körper, vorgefunden im Kloster, wird benötigt für das Massenheer und für die Manufaktur/Fabrik. Das preußische Heer ist ohne perfekte Körperbeherrschung nicht denkbar. Fließbandarbeit erfordert einen gleichsam maschinellen Körper. Menschen, die damit nicht dienen können, werden ausgegliedert oder ausgemerzt. Da gibt es kein Erbarmen. Deshalb ist das Schlankheitsideal so gnadenlos. Die Angst, nicht schlank genug zu sein, rührt in dieser Perspektive daher, als nicht hinreichend diszipliniert zu erscheinen und

potenziell eliminiert zu werden. Das Ausmaß an Gesundheit wird zum Prüf-
stein, ob jemand als hinreichend diszipliniert erscheint oder verworfen werden
kann. Vermeintlich gute Gesundheit wird zum arischen Gütesiegel. Schlankheit
entkommt nicht der Nähe zu einem rassistischen Gesundheitsideal.

7. Eng verbunden mit dem disziplinierten und überwachten Körper ist der Aufgeklärte Absolutismus, eine Epoche, die eigentlich schon längst abgeschlossen ist, aber dennoch in die Moderne hineinragt und zur Ungleichzeitigkeit der
Moderne beiträgt (siehe Kap. 5).

Behandlung

Essstörungen

7

Essstörungen sind kein ausschließlich aktuelles Phänomen. Essen und anschlie-
ßendes Erbrechen gab es schon im spätantiken Rom. Von Magersucht wird bereits
im Mittelalter berichtet. Aber in beiden Fällen hatte dies einen anderen Kontext
als heute. In Rom gab es Vomitorien, in denen erbrochen werden konnte, um dann
weiter essen zu können. Die mittelalterliche Magersucht war stark religiös geprägt.
Heutige Essstörungen dagegen sind kulturspezifische Probleme, die in Zusammenhang stehen mit vorherrschenden Normen wie dem rigiden Schlankheitsideal oder
dem Diktat, sich gesundheitsgerecht ernähren zu müssen. Auch wenn andere Faktoren die nun diskutierten Erkrankungen mit beeinflussen, so sind sie als kulturspezifische Störungen ohne die genannten kulturellen Einflüsse nicht zu denken.

Bei der folgenden Darstellung fehlt die Adipositas. Schließlich gilt sie nicht wie
die anderen als zentral psychogen mitbedingt. Zudem wurde sie bereits ausführlich
vorgestellt.

7.1 Anorexia nervosa

Anorexia nervosa ist eine psychogene Essstörung, wörtlich eine psychisch be-
dingte Appetitlosigkeit, auch Magersucht oder pubertäre Magersucht genannt, da
diese psychogene Essstörung sich häufig in der Pubertät ausbildet. Es ist jedoch
ein Missverständnis, den Anorektikerinnen zu unterstellen, sie seien appetitlos. Sie
haben Appetit und Hunger, gehen jedoch dagegen massiv vor, im Falle des sogenannten restriktiven Typus erfolgreich, da es so gut wie nie zu Essdurchbrüchen

© Springer Fachmedien Wiesbaden 2015
C. Klotter, *Fragmente einer Sprache des Essens*,
DOI 10.1007/978-3-658-07065-6_7

kommt, im Falle des sogenannten Purging Typus weniger erfolgreich, weil es zu Essattacken und anschließendem Erbrechen kommt.

Die Symptomgruppe und das Erscheinungsbild der Magersucht sind nicht neu, sind keineswegs nur an unsere Epoche gebunden. Implizit gehen wir davon aus, dass das moderne Schlankheitsideal so wie bei der Bulimia nervosa auch ein zentraler Auslöser der Anorexia nervosa ist und demnach diese Störung zeittypisch ist. Aber die Magersucht konnte auch durch spirituelles Fasten wie im Mittelalter entstehen oder insgesamt durch einen asketisch-mystischen Lebensentwurf, der darauf zielt, bereits im Diesseits weitgehend den weltlichen Begierden zu entsagen. Aber es macht für ein Krankheitsbild einen wesentlichen Unterschied, ob es im Zusammenhang mit einer gesellschaftlichen Norm wie dem Schlankheitsideal steht oder ob es religiös motiviert ist. Habermas (1994) plädiert daher dafür, Anorexia nervosa nicht nur über Untergewicht zu definieren, sondern sie als kulturtypische Störung zu begreifen. Anorexia nervosa wäre so ohne das vorherrschende Schlankheitsideal und die Kulturtechnik des Diätens nicht denkbar. Nur so behält sie ihre historische Spezifität. Als psychogene Erkrankung ist sie zudem mit zeittypischen Konflikten wie einer symbiotischen Mutter-Tochter-Beziehung verknüpft. Daher greift eine biologisch-medizinische Definition der Anorexia nervosa zu kurz.

Damit wäre die Anorexia nervosa historisch kontextualisiert und zwar als typische Erkrankung unserer Zeit. Anorexia nervosa stellt nur eine geringfügige Überspitzung des heutigen Schönheitsideals dar. Sie ist gleichsam eine Karikatur dieses Ideals (siehe weiter oben). Diese Karikaturen laufen als Models auf den Laufstegen der Modenschauen.

Ein gesellschaftlicher Auslöser der Krankheit wurde bereits genannt: Das vorherrschende Schlankheitsideal.

Es gibt wie bei allen psychogenen Störungen nicht *den* zugrunde liegenden Konflikt oder *die* anorektische Persönlichkeit.

In einem Review konnten zwar einige Persönlichkeitsmerkmale wie Perfektionismus oder Alexithymie (die erhebliche Schwierigkeit, die eigenen Gefühle wahrzunehmen) mit Anorexia nervosa in Zusammenhang gebracht werden. Ungeklärt aber ist, ob diese traits kausal für die Anorexia nervosa verantwortlich sind, ob sie Folgen dieser psychogenen Erkrankung sind oder ob sie den Krankheitsverlauf mit beeinflussen (Wonderlich et al. 2005). Wenn es weder *die* anorektische Persönlichkeit gibt, und ebenso nicht *die eine* psychische Ursache für die Entstehung der Anorexia nervosa verantwortlich gemacht werden kann, dann gilt auch hier die Aussage: Vielfältige Faktoren mit unterschiedlichen individuellen Kombinationen und Gewichtungen sind demnach auch bei dieser Störung zu berücksichtigen.

Wenn in den letzten zwei Jahrhunderten die Gestalt der liebenden Mutter gleichsam erfunden worden ist, wenn die Familienbanden enger und intimer geworden sind, insbesondere die gleichgeschlechtliche Beziehung zwischen Mutter und Tochter (Klotter 1997), dann ist es naheliegend, dass diese Beziehung auch zu eng sein kann und zwar derart, dass die Tochter Mühe hat, sich von der Mutter abzugrenzen und eine eigene Identität zu finden. Damit wäre es auch verständlich, dass Anorexia nervosa in der Pubertät entsteht, in einem Zeitraum, in dem sich die Kinder üblicherweise deutlich von ihren Eltern separieren. Der Symbiose mit der Mutter versucht die Anorektikerin dadurch zu entkommen, dass sie Kontrolle über ihr Essverhalten erlangt und so zumindest an diesem Punkt autonom und selbstbestimmt ist, wo sie doch an fast allen anderen Punkten nicht weiß, wo Mutter anfängt und aufhört.

In einer systemischen Perspektive kann die anorektische Tochter auch als Symptomträgerin eines gestörten Familiensystems begriffen werden. Damit die Familie dem Anschein nach funktioniert, müssen die Familienprobleme in einem Familienmitglied gebündelt werden: der anorektischen Tochter.

Keating et al. (2012) sind der Frage nachgegangen, ob Anorektikerinnen ein gestörtes neurobiologisches Belohnungssystem haben und haben dazu auch einige Anhaltspunkte gefunden.

Keizer et al. (2011) haben in ihrer Studie ermittelt, dass nicht nur die visuelle Körperwahrnehmung bei Anorektikerinnen gestört ist, sondern auch die taktile.

Cater et. al. (2012) fokussierten auf die soziale Interaktion von Anorektikerinnen und fanden heraus, dass diese stark an sozialer Angst, sozialem Rückzug und sozialer Isolation litten.

Anorexia nervosa ist eine Störung, die vor allem in westlichen Industrieländern verbreitet ist, an der pro Jahr 50 bis 75 Personen pro 100.000 der Risikopopulation (Frauen zwischen 15 und 25 Jahren) erkranken (Köhle et al. 2003, S. 693). Diese Angaben zur Inzidenzrate können ergänzt werden um die vermutete Prävalenz von ca. 0,7 % in der Gruppe junger Frauen. In Ausnahmefällen können auch junge Männer an dieser Störung erkranken. Sie kann sich bis in das Erwachsenenalter hineinziehen (Klotter 2007a).

Anorexia nervosa ist mit dem verbunden, was als Körperschemastörung beschrieben wird. Anorektikerinnen nehmen ihren Körper anders wahr als ihre Umwelt. Schon fast zu Tode gehungert, glauben sie, noch zu dick zu sein. Ihnen fehlt das, was die Gesundheitsexperten Krankheitseinsicht nennen. Häufig fühlen sich Anorektikerinnen pudelwohl und kerngesund. Naheliegenderweise erschwert dies die therapeutische Arbeit. Deshalb sind Anorektikerinnen in der Klinik nicht besonders beliebt, was auf Gegenseitigkeit beruht, sieht die Anorektikerin doch gar nicht ein, warum sie in die Klinik gebracht wird oder gar zwangseingewiesen wird, da sie gefährdet ist, ihr Leben zu verlieren. Zudem sind Anorektikerinnen in der Behandlung häufig herablassend und verächtlich.

Bei der Anorexia nervosa ist die Zahl der damit vergesellschafteten Symptome und Erkrankungen relativ groß. Zu erwähnen sind unter anderem Amenorrhoe bis hin zur Unfruchtbarkeit, Unterzuckerung, Störungen des Herz-Kreislauf-Systems wie zu niedrigem Blutdruck, geringe Pulsrate, Herzrhythmusstörungen, Osteoporose.

Bei der Anorexia nervosa gilt es als statistisch belegbar, dass sich ca. 10 % der Anorektikerinnen zu Tode hungern, und bei einem Drittel aller Anorektikerinnen eine schlechte Prognose zu stellen ist, was den weiteren Krankheitsverlauf betrifft. Dieses Drittel muss nicht unbedingt anorektisch bleiben, aber es leidet lebenslänglich unter anderen schweren Erkrankungen (Klotter 2007a).

Die Weltgesundheitsorganisation gibt im ICD-10 (2004) folgende Kriterien an Gewichtsverlust oder bei Kindern fehlende Gewichtszunahme. Dies führt zu einem Körpergewicht von mindestens 15 % unter dem normalen oder dem für das Alter und die Körpergröße erwarteten Gewicht.
Der Gewichtsverlust ist selbst herbeigeführt durch Vermeidung von ‚fett machenden' Speisen.
Selbstwahrnehmung als ‚zu fett' verbunden mit einer sich aufdrängenden Furcht, zu dick zu werden. Die Betroffenen legen für sich selbst eine sehr niedrige Gewichtsschwelle fest.
Umfassende endokrine Störung der Achse Hypothalamus-Hypophyse-Gonanden; sie manifestieren sich bei Frauen als Amenorrhoe, bei Männern als Interesseverlust an Sexualität und Potenzverlust [...]
Die Kriterien A. und B. für eine Bulimia nervosa werden nicht erfüllt. (S. 135)

ICD-10 (2004) und DSM-IV-TR (2003) haben eine große Schnittmenge, aber auch unterschiedliche Setzungen. In den DSM-IV-TR (2003) wird so noch ein weiteres Kriterium genannt: die „Störung in der Wahrnehmung der eigenen Figur und des Körpergewichts, übertriebener Einfluss des Körpergewichts oder der Figur auf die Selbstbewertung, oder Leugnen des Schweregrades des gegenwärtigen geringen Körpergewichts" (S. 652).

Hervorzuheben ist, dass bei beiden diagnostischen Inventaren die Grenze, ab der jemand als anorektisch bezeichnet werden kann, niedrig ist. Anfang der 70er Jahre des letzten Jahrhunderts mussten noch 25 % unterschritten werden, um als anorektisch zu gelten (Franke 2003, S. 10). Durch die neue Grenzziehung hat sich somit die Anzahl der als anorektisch eingestuften Personen deutlich erhöht. Es muss allerdings auch darauf hingewiesen werden, dass im DSM-IV-TR die Grenzziehung 15 % Untergewicht nur als Orientierung genannt wird, die jeweils um eine individuelle Beurteilung ergänzt werden sollte (2003, S. 646).

Mit dieser neuen Festlegung (15 % unter Normalgewicht) hat sich also die An-zahl der als anorektisch Etikettierten erhöht. Die Frage, ob sich nur die Diagnose-praxis verändert hat oder tatsächlich mehr Personen an Anorexia nervosa erkran-ken, ist nicht leicht zu beantworten.

In der systemischen Perspektive haben weder die Anorektikerin noch ihre Fa-milie ein Interesse daran, erfolgreich behandelt zu werden. Der Patientin fehlt die Krankheitseinsicht, der Familie würde bei einer erfolgreichen Behandlung ihre Symptomträgerin abhandenkommen. Das gesamte System Familie wäre gefährdet zu kollabieren. Die Anorektikerin ist wiederum stolz darauf, so eine wichtige Rolle in der Familie zu spielen. In der Familientherapie kann der Familie die gestörte Kommunikationsstruktur aufgezeigt werden, ebenso die potenziellen Konflikte der Eltern. Die Einzelbehandlung kann einen Schutzraum für die Patientin bilden, in dem sie sich von der Familie ablösen kann.

Pike (1998) weist darauf hin, dass es keinen normativen oder erwartbaren Lang-zeitverlauf bei der schweren Störung der Anorexia nervosa gibt. „In contrast to bulimia nervosa, which has been shown to respond to a relatively short-term course of treatment, anorexia nervosa is a disorder that requires a longer-term perspective regarding treatment and recovery" (ebd., S. 469).

7.2 Anorexia athletica

Anders als Anorexia oder Bulimia nervosa verweist der zweite Term athletica nicht auf den psychogenen Ursprung dieser Störung, sondern legt es nahe, dass eine Unterform der Anorexia nervosa oder auch eine eigenständige neue Störung, die durch Leistungssport ausgelöst oder verursacht wird. Die Psyche wird gleichsam durch den Leistungssport ersetzt, als führe dieser automatisch zu Anorexia. Das leidende und handelnde Subjekt wird so substituiert durch das Schicksal, was in diesem Fall den Namen Leistungssport trägt.

Die kollektive Überzeugung, in einer Leistungsgesellschaft zu leben, deren Motto anscheinend ist: schneller, weiter, höher, bildet ein hervorragendes Sprung-brett zur Definition dieser angeblich neuen Essstörung. So wie die Flexibilisierung der Arbeitswelt uns immer stärker gefangen zu nehmen scheint, mit den nahezu unausweichlichen negativen Konsequenzen wie Burnout und Mobbing, so nahe-liegend scheint es auch zu sein, dass Hochleistungssport speziell bei bestimmten Sportarten wie Skispringen seinen Tribut fordert: den durch das möglichst geringe Gewicht induzierten sportlichen Wettbewerbsvorteil, der prinzipiell kippen kann in die pathologische Magersucht.

Die seit etwa 30 Jahren bestehende öffentliche Diskussion um diese Problematik, die sich vor allem an bekannten Sportlerinnen und Sportlern wie Sven Hannawald entzündet hat, unterfüttert die Mythologie der Moderne, durch zunehmende Naturbeherrschung, technischen Fortschritt, Perfektion und Leistungsbereitschaft eine bessere Welt schaffen zu können. Dieses moderne Versprechen wird möglicherweise unter Hybris rubriziert, die eng mit der göttlichen Nemesis assoziiert wird, die der Hybris unausweichlich folgen soll. Beleg für die göttliche Rache für die menschliche Anmaßung könnte so die Anorexia athletica sein, einer Rache, der wie dem Schicksal nicht zu entkommen ist.

Anorexia nervosa als Überspitzung und Karikatur des vorherrschenden Schlankheitsideals, Anorexia athletica als eher unfreiwillige Übertreibung sportlichen Ehrgeizes können aber auch anders gelesen werden: als leicht verdeckte, aber narzisstisch aufgeladene Triumphbögen moderner europäischer Tugenden wie absoluter Leistungsbereitschaft und dem Streben nach Individualisierung.

Die mehr oder weniger leichte Übertreibung verfügbarer gesellschaftlicher Ideale und Normen in der Anorexia nervosa und in der Anorexia athletica ist der Kraftstoff unserer Gesellschaft, das vorwärtstreibende, formende Prinzip. In diesen Problematiken erkennt sich daher unsere Gesellschaft wieder. Sie kann auf sie nicht verzichten. Und gäbe es diese Essstörungen nicht, sie müssten erfunden werden. Und stürben sie aus, dann wüssten wir spätestens, dass unsere Gesellschaft dem Untergang geweiht ist. Denn das „nie genug" ist das Motto unserer Kultur. So lieben wir die Hybris und warten ungeduldig auf die Nemesis.

Anorexia athletica ist nosologisch umstritten. Auch im DSM V taucht sie nicht als eigenständige Erkrankung auf. Sie gilt als nicht psychogen verursacht, was ohne Zweifel verwunderlich ist, weil das Streben nach Schlankheit und restringiertes Essverhalten und/oder übermäßiges Sporttreiben nicht automatisch erfolgt. Dahinter stehen soziale Erwartungen und Normen, die vom Subjekt akzeptiert werden müssen (Lotter 2012), und Persönlichkeitsvariablen wie Ehrgeiz und Perfektionismus. Nosologisch könnte die Anorexia athletica demnach den Status einer Variante der Anorexia nervosa, die durch das Betreiben bestimmter Sportarten ausgelöst wird, haben. Für Sudi et al. (2004) hingegen gehört sie eher zu den EDNOS (eating disorders not otherwise specified).

Nach Sudi et al. (2004) ist es bei bestimmten Sportarten von Vorteil, sehr schlank zu sein. Bei rhythmischer Gymnastik wird auch die Figur bewertet. Beim Skispringen fliegen die leichteren Athleten potenziell weiter. Daher überrascht es nicht, dass das Risiko bei ästhetischen Sportarten, eine Essstörung zu entwickeln, höher ist als etwa bei Ballsportarten (Krentz 2012). Allerdings erhöht auch der „gewöhnliche" Gang in das Fitnessstudio als auslösender Umweltfaktor das Risiko, eine Essstörung zu bekommen.

Auch Metaanalysen belegen den Zusammenhang zwischen ästhetischen Sportarten wie etwa Tanz und Tendenzen zu Essstörungen (Krentz und Warschburger 2011). Vermittelnde Faktoren scheinen hier direkter und indirekter sozialer Druck zu sein, etwa konkret erlebte Kritik an der eigenen Figur, und soziale Normen wie das Schlankheitsideal (ebd.). Jenseits des Sportbezugs ist die Unzufriedenheit mit dem eigenen Körper ein vermittelnder Faktor zwischen sozialen Normen und der Entstehung von Essstörungen (ebd.).

Insgesamt sind Sportlerinnen und Sportler stärker von Essstörungen betroffen als Nichtsportler. Dies betrifft vor allem Athletinnen in ästhetischen Sportarten. Die Inzidenzrate von mindestens einem Kriterium einer Tendenz zu Essstörungen liegt bei Sportlerinnen und Sportlern bei 73,6 %, die Prävalenz einer EDNOS liegt bei ästhetischen Sportarten bei 12 % (Herbrich et al. 2011).

Restringiertes Essverhalten und/oder übermäßiges körperliches Training treten auf bei ästhetischen Sportarten wie Tanz, Synchronschwimmen, Turmspringen, rhythmische Sportgymnastik, bei Gewichtsklasse-Sportarten wie Kampfsport oder Ringen, bei Ausdauersportarten wie Laufen, bei Ballspielsportarten wie Volleyball.

Zu den negativen Folgen ist bislang wenig bekannt. Es ist naheliegend, dass es zu Mangelernährung, zu Menstruationsstörungen und zu unzureichender Knochendichte kommen kann (Sudi et al. 2004).

Bei der Anorexia athletica dienen die genannten Symptome nicht zum Erlangen einer (vermeintlich) idealen Figur, sie rühren nicht aus einer übermäßigen Beschäftigung mit Figurproblemen, vielmehr haben sie eine funktionale Aufgabe, den sportlichen Auftritt zu verbessern. Je nach sportlichem Trainingsgrad fällt und steigt das Gewicht. Folglich verschwindet die Anorexia athletica, wenn die sportliche Karriere endet (Sudi et al. 2004).

Wenn angenommen wird, dass die Anorexia athletica verschwindet, wenn der Leistungssport beendet wird, dann ist es naheliegend, den Betroffenen zu empfehlen, den Leistungssport aufzugeben.

Offenbar scheinen auch Trainerinnen und Trainer eine auslösende Funktion zu haben, und zwar dann, wenn sie die Figur der von ihnen Betreuten kritisieren, und sei es, dass es sich nur um vermeintlich witzige Bemerkungen handelt. Vermutlich kann mit einem Training der Trainerinnen und Trainer verhindert werden, dass diese unangemessene Bemerkungen machen.

Ansonsten sind bislang keine störungsspezifischen Behandlungskonzepte verfügbar (Sudi 2004).

7.3   Orthorexia nervosa

Orthorexia nervosa stammt als Begriff aus dem Griechischen: Orthos heißt als Adjektiv richtig. Orthorexia lehnt sich als Term an die Anorexia nervosa an. Damit soll gesagt sein, dass es sich bei der Orthorexia nervosa um eine psychogene Essstörung handelt. Da die Definition dieser möglichen Störung noch nicht so lange zurückliegt, gibt es bisher noch keinen Strauß von Begriffen, die etwas Ähnliches benennen könnten. Da dieses als Pathologie begriffene Phänomen noch nicht überall bekannt ist und sich auch noch nicht als Begriff durchgesetzt hat, soll hier vorab eine Definition erfolgen. Orthorexia nervosa „is the compulsion to eat healthy, pure or organic foods. Healthy eating becomes ON when self-imposed strict dietary restrictions produce malnutrition, social isolation and impairment in daily activities" (Borgida 2011, S. 1).

Das sich im geschichtlichen Verlauf stets verändernde Krankheitspanorama reagiert mit der Produktion neuer Erkrankungen auf gesellschaftliche Veränderungen.

Eine dieser Veränderungen besteht darin, dass unsere Gesellschaft in starkem Maße von jedem Einzelnen erwartet, dass er oder sie sich gesundheitsgerecht verhält. Zwar sind in der gesamten europäischen Neuzeit Pflichterfüllung, Arbeitsfähigkeit, Gesundheit und Gottgefälligkeit Synonyme gewesen und sind es noch immer (Labisch 1992), dennoch hat sich diese Erwartung radikalisiert. In den 50er Jahren des letzten Jahrhunderts haben noch mehr als 80 % aller deutschen Männer geraucht. Sie durften mit zunehmendem Alter jährlich einen Blutdruckanstieg haben, ohne als Risikopatienten da zu stehen. Sie mussten wohlbeleibt sein, um als gestandene Mannsbilder zu gelten. Sie hatten dabei kein schlechtes Gewissen (Hoefert und Klotter 2013). Es ist allzu offenkundig, dass dies heute nicht mehr so ist. Ist Gesundheit Pflicht, stellt *Schlankheit* eine rigide soziale Norm dar, dann bereitet eine Gesellschaft den Boden für die Orthorexia nervosa, einer Essstörung, die darin besteht, sich übermäßig und zwanghaft gesund zu ernähren.

Eine andere historische Entwicklung darf nicht unerwähnt bleiben: die Verwissenschaftlichung des Essens. Mit der Entstehung der naturwissenschaftlich orientierten Ernährungswissenschaft in der Mitte des 19. Jahrhunderts änderte sich die Aufmerksamkeitsteuerung bezüglich der Lebensmittel. Aus einem eher naiven „Ich esse, was mir schmeckt, und was ich überhaupt bekomme" wurde ein „Ich muss die Inhaltsstoffe zu mir nehmen, die gesund sind". Wir essen heute tendenziell nicht mehr Orangen oder Äpfel, wir nehmen Vitamin C zu uns. Wer sich entsprechend der offiziellen Doktrin dem Anschein nach nicht gesundheitsgerecht verhält, darf wie die Adipösen massiv diskriminiert und stigmatisiert werden. Die Aufteilung der Lebensmittel in gesunde und ungesunde, die Identifizierung von guten und bösen Inhaltsstoffen, deren Quantifizierung und die daraus folgende Moralisierung des Essens bereitet der Orthorexia nervosa auf hervorragende Weise den Boden. Wer sich akribisch an die offiziellen Ernährungsempfehlungen hält, ist im Grunde schon orthorektisch.

Orthorexia nervosa wurde erstmals von Steven Bratman, einem amerikanischen Arzt, umschrieben und definiert (Bratman 2000). Es handelt sich hierbei um einen Erfahrungsbericht, der naturgemäß wissenschaftlich umstritten ist. Vandereycken (2011) gibt zu bedenken, dass mit neuen psychiatrischen Diagnosen Menschen pathologisiert werden, Behandlungen für sie kreiert werden, die sie dann durchlaufen müssen, also kurzum neue Realitäten geschaffen werden, die sich womöglich nur dem Narzissmus eines Forschers verdanken, der über eine bestimmte Namensgebung berühmt werden will.

Bratman ist niedergelassener Arzt, der alternative Heilmethoden präferiert und der selbst an dem Leiden gelitten hat, dem er dann später den Namen Orthorexia nervosa gab. Er ist also ein so genannter Betroffener, der über die Schilderung seiner Problematik berühmt geworden ist. Wie es in solchen Fällen nicht unüblich ist, war es ein spirituelles Erlebnis mit einem Mönch, das seine Gesundung eingeleitet hat (Borgida 2011).

Orthorexia nervosa hat ihren Platz im ICD-10 (noch) nicht gefunden. Ihre nosologische Verortung ist umstritten. Vandereycken (2011) tendiert dazu, Orthorexia nervosa für eine Erfindung zu halten, mit der Menschen stigmatisiert würden, die auf ihre Ernährung achten. Einige Experten sind der Meinung, Orthorexia nervosa sei eine Begleiterscheinung einer schweren Essstörung (Mader 2004). Andere sehen den eben erwähnten Zusammenhang zwischen moralisierender und normierender Ernährungswissenschaft und der Orthorexia nervosa. Es ist ebenso möglich, dieses Phänomen nicht primär als Essstörung, sondern als Zwangsstörung zu begreifen, die über das Thema Essen sich manifestiert.

Wie bei der Anorexia nervosa und Bulimia nervosa wird bei der Orthorexia nervosa ersichtlich, dass es einen gesellschaftlichen Auslöser gibt: das vorherrschende Schlankheitsideal. Eben dies benennt auch Bratman (2000) und ergänzt, dass orthorektische Menschen sich darum bemühen, diesem Ideal zu entsprechen. Es ließe sich vermuten, dass Orthorektiker in besonderem Maße normhörig sind, also relativ unfähig, sich von normativen Erwartungen zu distanzieren. Lotter (2012) betont jedoch (ausführlicher weiter oben), dass Gesellschaften in der Regel immer so funktionieren, dass normative Erwartungen existieren, die Menschen diese auch gerne erfüllen, um sich als anständige und gute Bürgerinnen und Bürger zu fühlen. Orthorexia nervosa wäre so eine Übertreibung der Normerfüllung. Die Schlankheitsnorm kann jedoch nur als Auslöser verstanden werden, in klinischer Perspektive jedoch nicht als Ursache oder individuell spezifisches Ursachengefüge.

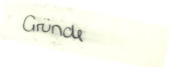
Gründe

Borgidas (2011) knapper Überblick über den aktuellen Stand der Forschung zur Ätiopathogenese der Orthorexia nervosa macht klar, dass es hierzu bisher wenig an Erkenntnissen gibt. Orthorektisch können Menschen werden, die an einer chronischen Erkrankung leiden und hoffen, über eine bestimmte Kostform ihren allgemeinen Gesundheitsstatus zu verbessern. Sie kreieren sich ein individuelles Kostregime, auf das sie einerseits stolz sind und sich anderen Menschen überlegen fühlen, das andererseits einem Zwangskorsett gleicht, das sie unbedingt einhalten müssen und sich sehr schuldig fühlen, wenn dies nicht gelingt. Ihr Traum von einer reinen, gesunden und natürlichen Ernährung wird zu einem Teufelskreislauf, da sie kaum noch mit anderen Menschen zusammen essen können, immer mehr Zeit dafür aufbringen müssen, die entsprechenden Lebensmittel zu erwerben und spezifisch zuzubereiten, damit noch stärker sozial isoliert werden, um darauf mit einer Radikalisierung ihres Kostregimes zu antworten (Borgida 2011).

Orthorexia nervosa ist quasi eine Ein-Mann- oder eine Eine-Frau-Sekte, die brüchige psychosoziale Identität über dem Abgrund der sozialen Verlorenheit verleiht. Orthorexia nervosa erscheint somit als Karikatur der Autonomie- und Kontrollbedürfnisse des Subjekts in der Moderne, das dem sensus communis und der Teilhabe eine radikale Absage erteilt. Sie entsteht aus der Wut, dem Leben als Schicksal ausgeliefert zu sein und eben nicht Herr oder Frau über das Leben zu sein. Orthorexia nervosa ist Hybris in der reinsten Form.

Wie nicht anders zu erwarten, sind zuverlässige epidemiologische Daten zur Orthorexia nervosa dürftig. Es ist eine wachsende Anzahl von Fallstudien über Orthorexia nervosa festzustellen. Ob dies auch mit der zunehmenden Verbreitung dieser Problematik korreliert, sei dahin gestellt. Zu vermuten ist, dass das Geschlechterverhältnis anders ist als bei Anorexia nervosa oder Bulimia nervosa: Der Männeranteil scheint höher zu liegen (Borgida 2011).

Orthorektiker streben über ein bestimmtes Kostregime, das sie rigide einhalten müssen, ein Optimum an körperlicher und spiritueller Gesundheit an. Effekte hiervon sind häufig Mangelernährung, Unterernährung und Untergewicht. Sie sind außerordentlich besorgt, wenn sie ihre Diät nicht einhalten, voller schlechtem Gewissen. Das Thema Essen beschäftigt sie unentwegt, so dass für andere Themen kaum Raum bleibt.

Orthorexia nervosa kann Schnittmengen mit Anorexia nervosa und Zwangsstörungen aufweisen. Sie ist oft verknüpft mit sozialen Ängsten. Soziale Interaktionen werden vermieden. Zuweilen gibt es Ängste, die eigene Wohnung zu verlassen. In den Sozialen Medien tauchen Berichte von Personen auf, die an der Orthorexia nervosa gestorben sind (Borgida 2011). Sie ist eine ich-synthone Problematik. Orthorektikerinnen fühlen sich mit ihrer rigiden Lebensführung anderen Menschen gegenüber als überlegen, vor allem in moralischer Hinsicht. Sie sind quasi heiliger als der Rest der Menschheit.

Orthorexia nervosa taucht bislang in den diagnostischen Manualen nicht als eigenständige Störung auf. Von Bratman (2000) selbst gibt es einen Fragebogen, mit dem diese Problematik diagnostiziert werden soll. Die Fragen richten sich auf Dimensionen wie die Planung des Essens im Voraus, die verwendete Zeit pro Tag, die damit verbracht wird, über gesundes Essen nachzudenken, die Präferenz von Qualität von Lebensmitteln gegenüber dem Genuss, etc. (Borgida 2011).

Bratmans Fragen sind überwiegend so unpräzise, dass mit ihnen eine Diagnose nicht möglich ist. Eine Essensplanung macht zum Beispiel auch die vorausschauende Hausfrau, die am Samstag für die ganze Woche einkauft. Qualität und Genuss sind so allgemeine Begriffe, dass sie wohl recht unterschiedlich definiert werden. So nimmt es nicht wunder, dass andere Fragebögen entwickelt wurden (Borgida 2011).

Eine Problematik, die erst kürzlich benannt worden ist, bei der es unklar ist, ob es sich um ein relevantes und eigenständiges Störungsbild handelt, und bei der die Diagnostik noch in den Kinderschuhen steckt, hat naheliegenderweise noch kein störungsspezifisches Behandlungskonzept. Borgida (2011) empfiehlt, Orthorexia nervosa wie Zwangsstörungen zu behandeln, also auf irrationale Kognitionen zu fokussieren. Sie gibt zu bedenken, dass die Behandlung wie bei anderen Zwangsstörungen lange dauern wird.

7.4 Bulimia nervosa

Die Bulimia nervosa, auch Bulimie, Bulimarexie oder Ess-Brech-Sucht genannt, stammt als Begriff aus dem Griechischen und lässt sich mit Ochsen- oder Stierhunger übersetzen. Bei dieser Essstörung handelt es sich um einen unkontrollierbaren Essimpulsdurchbruch. Die großen Mengen an Lebensmitteln, die während der Heißhungerattacke aufgenommen werden, werden etwa durch selbst induziertes Erbrechen wieder abgeführt.

Einzelne Elemente der Bulimia nervosa wie das Verzehren großer Mengen an Lebensmitteln oder selbst induziertes Erbrechen tauchen in der Geschichte vielfach auf. In Epochen, in denen die Bedrohung durch Hunger zu den Grundtatsachen des Lebens gehört, ist, möglichst viel zu essen, nicht pathologisch, sondern eine Überlebensstrategie. Im spätantiken Rom gab es bei der gesellschaftlichen Elite spezielle Räume zum Erbrechen (Vomitorien), um anschließend weiter essen zu können. Mit Bulimia nervosa unserer Zeit hat dies allerdings nichts zu tun. Das Erbrechen wurde in Rom in keiner Weise verheimlicht. Es war auch nicht peinlich. Es war funktional, um weiter essen zu können. Diese Römer hatten keine Gewichtsprobleme (Klotter 2007a).

Der moderne Symptomkomplex der Bulimia nervosa hat einen gesellschaftlichen Auslöser: die Radikalisierung des Schlankheitsideals im 20. Jahrhundert (Klotter 1990). Damit steht in Verbindung das Diäten als kollektive und in der Regel vergebliche Bemühung, Gewicht zu reduzieren oder zu halten. Die normative gesellschaftliche Erwartung eines schlanken Körpers und deren Verinnerlichung führte bei vielen Frauen zu einem problematischen Essverhalten: restringiertes Essverhalten, verbunden mit dem Wunsch, möglichst gar nichts zu essen, der daraus resultierende Essdurchbruch, der Versuch, den Essanfall ungeschehen zu machen, zum Beispiel durch Erbrechen und auf diese Weise dem Schlankheitsideal zu entsprechen.

Wenn das Diäten als eher frauenspezifisches Massenphänomen ab den 60er Jahren des letzten Jahrhunderts an Bedeutung gewann, so ist es quasi historisch folgerichtig, dass der moderne Symptomkomplex der Bulimia nervosa Ende der 70er Jahre des letzten Jahrhunderts zum ersten Mal als psychogene Essstörung besonderer Art diagnostiziert wurde.

Im ICD-10 wird die Bulimia nervosa unter F50.2 als eigenständige Krankheit aufgeführt. Die Abgrenzung zu Adipositas oder zur Anorexia nervosa oder zur Binge Eating Störung ist im Einzelfall nicht immer einfach. Dennoch lässt sich aussagen, dass Bulimikerinnen normal- oder leicht übergewichtig sind. Zwar können Anorektikerinnen auch Essanfälle haben, aber Bulimikerinnen sind in der Regel nicht untergewichtig. Menschen, die unter einer Binge Eating Störung leiden, verfügen nicht über die Gegenregulation der Essattacke etwa mit dem selbst induzierten Erbrechen.

Bulimia nervosa ist eine typische Erkrankung der letzten Jahrzehnte. Durch selbst induziertes Erbrechen lassen sich die *Sünden* des Essens annullieren. Dem Schlankheitsideal kann damit Rechnung getragen werden. Und dem Anspruch einer perfekten Selbstkontrolle, auch bezogen auf das Essen, können die Bulimikerinnen dem Anschein nach gerecht werden. Sozialer Auslöser der Bulimia nervosa ist also die Radikalisierung des Schlankheitsideals mit Twiggy in den 60er-Jahren des letzten Jahrhunderts. Die Bulimia nervosa erscheint wie ein Kommentar zu diesem Schlankheitsideal. Sie enthält sozusagen eine Zeitdiagnose über die Radikalisierung der Selbstkontrolle und deren Scheitern, über die heutige unabdingbare Verpflichtung, zumindest nach außen hin kontrolliert zu sein und das notwendige Verlagern des Kontrollverlusts hinter die Kulissen.

Es gibt den eben genannten gesellschaftlichen Auslöser für die Bulimia nervosa, das Schlankheitsideal, sowie andere Faktorengruppen, die zur Entstehung der Bulimia nervosa führen können. Zu den psychischen Ursachen: Es gibt nicht *die* psychische Ursache oder *die* Persönlichkeit der Bulimia nervosa, sondern vielfache Störungsbilder, die sich hinter der Bulimia nervosa gleichsam verschanzen. Unsere Kultur bietet die Bulimia nervosa quasi als Maske an, die man wählen kann. Diese Wahl ist keine bewusste (Habermas 1990). Ich kann bulimisch werden, weil ich beginne, mich selbst zu versorgen, was ich bisher zu wenig erfahren habe, und kompensierend dies nun übermäßig mache. Dennoch kann dies ein Beginn einer positiven Entwicklung sein. Ich kann aber auch bulimisch werden, weil ich generell über keine Impulskontrolle verfüge.

Den Kontrollverlust hinter die Kulissen zu verlagern, ist ein Resultat des Prozesses der Zivilisation, wie ihn Elias (1978) beschrieben hat. Foucault (1977a) skizziert eine gegenläufige historische Bewegung, die modernen Geständnisprozeduren. Die Bulimia nervosa nimmt beide historischen Entwicklungen auf. Sie ist strukturiert einerseits über die Verheimlichung von Essattacken zum Beispiel selbst induziertem Erbrechen, andererseits auch über quasi den Zwang, es irgendwann zu offenbaren wie im Sensationsjournalismus oder in einer Talk-Show. Die Bulimia nervosa oszilliert zwischen der Verheimlichung und der Offenbarung. Und beides scheint die Bulimia nervosa aufregend zu machen.

An Bulimia nervosa leidende Frauen und Männer waren vor dieser Erkrankung übergewichtiger als die Gleichaltrigen. Die Erkrankung steht im Zusammenhang mit Diätverhalten (DSM-IV-TR 2003, S. 654 ff.). Miotto et al. (2003, S. 151) haben in ihrer Studie ermittelt, dass Übergewicht, wahrscheinlich vermittelt über Diätversuche, der Entwicklung von Essstörungen vorausgeht.

Die meisten Autorinnen und Autoren gehen davon aus, dass die Bulimia nervosa multifaktoriell bedingt ist. In letzter Zeit wird vor allem auf drei Ursachengruppen fokussiert: kulturelle Einflüsse wie Schönheitsideal, familiale Faktoren und sexueller Missbrauch (Klotter 2007a).

Bulimia nervosa setzt Nahrungsüberfluss wie in den westlichen Industrienationen voraus, wobei interkulturelle Studien die Vermutung stützen, dass auch in Nicht-Industrieländern die Verbreitung der Bulimia nervosa annähernd so hoch ist wie bei uns (Hoek et al. 2003).

Bulimia nervosa ist eine geschlechtsspezifische Erkrankung. Maximal 10 % sind männlichen Geschlechts, 90 % demnach weiblichen Geschlechts. Allgemein wird davon ausgegangen: Ca. 1–3 % junger Frauen (17 bis 35) sind hiervon betroffen (Hoek et al. 2003).

Die meisten Bulimikerinnen versuchen nach außen einen gesunden und intakten Eindruck zu erwecken: selbstbewusst und kontrolliert. Es können Jahre vergehen, bis die Betroffenen wahrnehmen, dass der Laxantienabusus und selbst induziertes Erbrechen nicht nur außerordentlich praktisch sind, vielmehr auch problematisch bis krankhaft sein können.

Wie bei allen psychogenen Störungen sind die Symptomkonstellationen von Betroffener zu Betroffener unterschiedlich. So sind Heißhungerattacken nicht stets mit dem Versuch der Kontrolle des Essverhaltens verknüpft. Einige haben ohne Kontrollbemühungen Heißhungerattacken. Einige Bulimikerinnen erbrechen nicht primär zur Gewichtsregulation, sondern sie erleben dies zuvörderst als Reinigung.

Aufgrund der Beschaffung der Lebensmittel, dem Durchführen der Essattacke, aber vor allem dem Abführen der aufgenommenen Nahrung, wobei zweites und drittes unter den Bedingungen der Heimlichkeit stattfinden müssen, führt Bulimia nervosa potenziell in die soziale Isolation, was wiederum depressive Verstimmtheit verstärken kann.

Mit der Bulimia nervosa ist häufig ein intensives Schamgefühl verbunden. Bulimikerinnen erleben ihr eigenes Verhalten als ekelhaft und gehen davon aus, dass auch der andere sie als ekelhaft erlebt.

Drogenkonsum und Drogenmissbrauch, Impulsdurchbrüche zum Beispiel bezüglich der Sexualität können mit Bulimia nervosa einhergehen. Bulimia nervosa kann dafür verantwortlich gemacht werden, dass der Elektrolythaushalt durch das häufige Erbrechen erheblich gestört werden kann. Es kann vermutet werden, dass dadurch auch Todesfälle entstehen, die allerdings so nicht diagnostiziert werden. Das häufige Erbrechen kann auch den Zahnschmelz angreifen (Klotter 2007a).

Definiert und diagnostiziert wird die Bulimia nervosa auf folgende Weise:

Die internationale Klassifikation psychischer Störungen (ICD-10) der Weltgesundheitsorganisation (2004) definiert die Bulimia nervosa so:
Häufige Episoden von Fressattacken (in einem Zeitraum von drei Monaten mindestens zweimal pro Woche), bei denen große Mengen an Nahrung in sehr kurzer Zeit konsumiert werden.
Andauernde Beschäftigung mit dem Essen, eine unwiderstehliche Gier oder Zwang zu essen. Die Patienten versuchen der Gewichtszunahme durch die Nahrung mit einer oder mehreren der folgenden Verhaltensweisen entgegenzusteuern: 1. selbst induziertes Erbrechen, 2. Missbrauch von Abführmittel, 3. zeitweilige Hungerperioden, 4. Gebrauch von Appetitzüglern, Schilddrüsenpräparaten oder Diuretika. Wenn die Bulimie bei Diabetikern auftritt, kann es zu einer Vernachlässigung der Insulinbehandlung kommen.
Selbstwahrnehmung als ‚zu fett‹ mit einer sich aufdrängenden Furcht, zu dick zu werden (was meist zu Untergewicht führt). (S. 136)

Es gibt aber nicht nur das ICD-10. Im „Diagnostischen und Statistischen Manual Psychischer Störungen" der American Psychiatric Association, Fassung DSM-IV-TR (Textrevision) aus dem Jahre 2003, wird bei den diagnostischen Kriterien zusätzlich zu den ICD-10 Kriterien aufgeführt, dass die Fressattacken mit einem Kontrollverlust verbunden sind, also mit dem Gefühl, die Nahrungsaufnahme nicht mehr kontrollieren zu können. Die übermäßige Beschäftigung mit dem Essen wird nicht erwähnt. Eingang findet aber der übermäßige Einfluss von Figur und Körpergewicht auf das Selbstwertgefühl. Und es gibt ein Ausschlusskriterium: Die Bulimia nervosa solle nicht eine Episode im Verlauf der Anorexia nervosa sein. Im ICD-10 wird die Bulimia nervosa mit der Tendenz zum Untergewicht in Zusammenhang gebracht. Hiervon steht im DSM-IV-TR nichts.

Bulimia nervosa wird sowohl verhaltenstherapeutisch (traditionell oder auch kognitiv) als auch tiefenpsychologisch behandelt. Das Problem ist, dass für Bulimikerinnen ihre Essstörung lange Zeit funktional ist und sie deshalb nicht zu Beginn ihrer Störung, sondern oft Jahre später zur Behandlung kommen. Eine relativ einfache therapeutische Intervention besteht darin, das restriktive Essverhalten zu reduzieren, da empirisch hinreichend belegt ist, dass das restringierte Essverhalten die Wahrscheinlichkeit für bulimische Attacken erhöht (Zunker et al. 2011). Im Gegensatz zur Anorexia nervosa sind die Heilungsaussichten relativ gut (Klotter 2007a).

7.5 Binge Eating Disorder

Anders als bei der Anorexia nervosa, der Bulimia nervosa, der Orthorexia nervosa stammt der Begriff Binge Eating Disorder nicht aus dem Griechischen, sondern aus dem Englischen, und meint, einen unkontrollierbaren Essanfall zu haben. Night Eating Disorder wird teilweise synonym verwandt, aber konkretisiert den Zeitpunkt des Essanfalls auf die Nacht.

Das Krankheitspanorama unterliegt ständigen Transformationen. Nicht nur, dass bestimmte Krankheiten verschwinden (die Pest etwa weitgehend), sondern dass anders diagnostiziert wird, ist hierfür verantwortlich zu machen. In den letzten Jahren ist eine neue Essstörung quasi entdeckt worden: Binge Eating Disorder. Die Betroffenen haben zwar Essanfälle, aber sie kompensieren diese nicht etwa durch Erbrechen. Verantwortlich zu machen für die Diagnose Binge Eating Disorder ist die Entstehung und Ausbreitung der für unsere Kultur typischen Bulimia nervosa (siehe Kapitel zu Bulimia nervosa). Mit Erstaunen nahmen die Forscherinnen und Forscher zur Kenntnis, dass es Menschen gibt, die zwar Essattacken haben, aber diese nicht durch Laxantien oder durch Erbrechen oder übermäßig Sport Machen kompensieren und sich somit als nicht kulturkonform erweisen und nicht dem Anschein nach Selbstdisziplin besitzen. Diese Kulturdissidenten sind damit sofort dem Verdacht ausgesetzt, psychopathologisch schwerer gestört zu sein als etwa die Bulimikerinnen.

Eine andere diagnostische Herangehensweise wäre allerdings auch möglich gewesen: die Binge Eater als Untergruppe der Adipösen zu begreifen. Jedoch ist für Adipositas der Essanfall nicht das übliche Essverhalten. Das massive subjektive Leiden an dem problematischen Essverhalten, das dem Binge Eater in der Regel zu eigen ist, trifft auf Adipositas deutlich weniger zu.

Binge Eating Disorder steht also in unserer Kultur für ein doppeltes Scheitern: vermeintlich weder die Disziplin zu haben, kontrolliert zu essen, noch der gesellschaftlichen Pflicht nachzukommen, die Essanfälle zu verheimlichen. Sie sind in zweierlei Hinsicht Versager, was in der Regel eine wissenschaftliche Diskriminierung begünstigt.

Fest steht, dass es den lustvollen ungezügelten Esser, der anschließend kein schlechtes Gewissen hat, nicht mehr gibt. Unsere Kultur hat ihn eliminiert und aus ihm einen Psychopathen gemacht. Um die dramatische historische Veränderung zu begreifen, soll zur Veranschaulichung ein Beispiel aus dem 19. Jahrhundert aus Frankreich vorgestellt werden:

> Während der Julimonarchie schloss der Vicomte von Viel-Castel eine Wette ab, dass er in 120 min ein Dinner zu 500 Francs (das entsprach dem durchschnittlichen Jahreseinkommen eines Tagelöhners) verzehren könne. Punkt sieben Uhr servierte man ihm im Café de Paris zunächst zwölf Dutzend Austern aus Ostende, die so schnell verschlungen waren, dass er ganz entspannt noch einmal so viel bestellte; dazu trank er eine Flasche Johannisberger. (Aron 1993, S. 195)

Es folgt eine Suppe, ein Beefsteak mit Kartoffeln, ein Felchen aus dem Genfer See, ein großer mit Trüffeln gefüllter Fasan, ein Ragout aus zehn Fettammern; zum Nachtisch gibt es nur noch Obst. Er trinkt zwei Flaschen Burgunder, eine Flasche Konstanzer Wein, Sherry zum Dessert, zum Kaffee Liköre, „und schritt um neun Uhr leicht wie eine Feder von dannen" (ebd., S. 196).

Im DSM-IV-TR (2003) wird die Binge Eating Disorder unter der Kategorie „Kriterienlisten und Achsen, die für die weitere Forschung vorgesehen sind" vermerkt. Ihre Diagnosekriterien sind „wiederholte Episoden von Fressanfällen" (S. 861), in denen sehr große Mengen an Lebensmitteln konsumiert werden.

Die Binge Eating Disorder könnte eine Untergruppe der Adipositas sein. Sie lässt sich aber als eigenständiges Problemfeld von Adipositas abgrenzen (siehe oben).

Sie könnte auch der Bulimia nervosa subsummiert werden, als Variante ohne Kompensationsbemühungen. Aber damit fiele ein zentrales Kriterium für die Bulimia nervosa weg, womit diese Subsumption wenig Sinn macht.

Im DSM-V ist die Binge Eating Disorder als eigenständige Essstörung aufgenommen.

Über die Ätiopathogenese der Binge Eating Disorder ist bislang wenig bekannt. Fest steht, dass sie ähnlich wie die Bulimia nervosa durch restringiertes Essverhalten, durch den Versuch, kognitiv die Menge, die Häufigkeit und die Art des Essens zu steuern, ausgelöst wird (Zunker et al. 2011).

Schulz und Laesle (2012) stellen fest, dass Binge Eating durch Stress ausgelöst werden kann, und dass die davon Betroffenen weniger Sättigungsgefühl erfahren als nicht Binge Eater.

Munch et al. (2012) streichen heraus, dass die Bewältigung von negativen Gefühlen bei den Betroffenen durch Essanfälle erfolgen kann. Es fehlen ihnen alternative Bewältigungsmuster.

Adipositas kann nicht als psychopathologisches Phänomen klassifiziert werden, auch wenn nicht auszuschließen ist, dass bei einigen Fällen die Psychopathologie eine Rolle spielt. Faith et al. (2003) betonen hingegen bei der „Binge-Eating-Störung" die psychopathologische Komponente. Die davon Betroffenen seien z. B. ängstlicher und depressiver als Adipöse ohne Essanfälle.

Ähnlich wie bei der Ätiopathogenese ist der Forschungsstand zur Epidemiologie noch nicht sehr weit voran geschritten. Geschätzt wird die Prävalenz auf 0,7 bis 4 % (DSM-IV-TR 2003, S. 860). Von adipösen Kindern und Jugendlichen sollen 36,5 % Essanfälle haben (Decaluwé et al. 2002).

Die Symptomatik besteht darin, massive Essattacken zu haben, die sich der Kontrolle entziehen. Die davon Betroffenen essen bei einem Essanfall viel mehr und viel schneller als üblich. Sie essen, bis sie sich körperlich und seelisch unwohl fühlen, aber auch das muss nicht das Ende der Nahrungsaufnahme bedeuten. Sie müssen sich nicht einmal hungrig fühlen, um einen Essanfall zu bekommen. Im Gegensatz zu Bulimikerinnen versuchen sie die Essattacke nicht zu kompensieren, um ihr Gewicht zu halten.

Aufgrund des massiven Kontrollverlusts und der damit verbundenen Scham handelt es sich bei der Binge Eating Disorder um ein schweres Krankheitsbild, das subjektiv viel Leid verursacht.

Binge Eating Disorder ist assoziiert mit Adipositas, aber eine kausale Verknüpfung konnte bislang nicht gefunden werden (Schulz und Laessle 2012).

Für alle Essstörungen, so auch für Binge Eating Disorder, gilt, dass sie hoch korreliert sind mit der im Englischen benannten major depressive disorder (Mischoulon et al. 2011). Von Ursache-Wirkung ist in diesem Zusammenhang weniger zu sprechen als von einer Wechselwirkung. Es ist nicht schwer, sich auszumalen, welche Folgen die Binge-Eating-Disorder hat. Es entsteht ein Teufelskreislauf aus negativen Emotionen, die eventuell mit Essen überdeckt werden sollen, einem Verlust an Kontrolle über das Essverhalten, anschließenden negativen Emotionen wie Scham, schlechtes Gewissen, Resignation und Depression, die wiederum zu einer Essattacke führen können.

Bei den Essattacken haben die Betroffenen keine Kontrolle über die Nahrungsaufnahme. Sie sind den Anfällen hilflos ausgeliefert. Als weitere Kriterien müssen drei von fünf Merkmalen vorhanden sein:

- deutlich schnelleres Essen als normal
- beim Essen stellt sich ein Völlegefühl ein
- essen, auch wenn man sich nicht hungrig fühlt
- „alleine essen aus Verlegenheit über die Menge, die man isst" (DSM IV-TR 2003, S. 861)
- aufgrund des übermäßigen Essens Ekel- und Schuldgefühle und sich deprimiert fühlen. (ebd.)

Je nachdem, was im Vordergrund steht, kann psychiatrisch behandelt werden, Psychotherapie durchgeführt oder Ernährungsberatung eingesetzt werden. Letztere kann dazu dienen, das restringierte Essverhalten zu reduzieren.

Essverhalten

8

8.1 Bündelung der Kap. 2 bis 5 in Hinblick auf das Essverhalten

Das Thema Essen/Essstörungen verleitet zu der Annahme, dass Menschen mittels eines bestimmten Kostregimes und eines bestimmten Lebensstils aus freien Stücken ihren Körper modifizieren. Doch dies ist, wenn überhaupt, eher eine Hypothese, die der heutigen Zeit geschuldet ist. Historisch in der Menschheitsgeschichte ist es zunächst die Natur, die quasi je nach Gutdünken einen Überfluss an Lebensmitteln produziert oder umgekehrt Mangel bis zur Hungersnot. Es ist die Willkür und sozusagen primäre Grausamkeit der Natur, der der Mensch ausgesetzt war und in der sogenannten Dritten Welt noch immer ist, die ihn ein Jahr wohlbeleibt und das nächste kachektisch werden lässt, wenn er nicht bereits an Hunger gestorben ist. Es ist zuerst die Natur, welche die Körper gestaltet. Daher ist der Wunsch, der Natur nicht einfach ausgesetzt zu sein, und damit die Idee der Naturbeherrschung eines der zentralen Anliegen in der Menschheitsgeschichte. Wie der Mensch nicht mehr Beute oder Opfer wilder Tiere sein wollte, so suchte er es zu vermeiden, ein bloßer Spielball der Naturgewalten zu sein – nämlich mittels Landwirtschaft und Viehzucht.

In der griechischen Antike bildete sich wie in vielen anderen Kulturen die Idee heraus, nicht nur die äußere Natur beherrschen zu wollen, sondern auch die innere – der Beginn einer bestimmten Form der Körpermodifikation. Die innere Natur galt als so übermächtig, dass sich der Mensch eben genau darüber definieren sollte, diese zu bändigen – in der entscheidenden und fundamentalen Abgrenzung zum Tier. Eines der zentralen Themen der antiken Philosophien war deshalb die

© Springer Fachmedien Wiesbaden 2015
C. Klotter, *Fragmente einer Sprache des Essens*,
DOI 10.1007/978-3-658-07065-6_8

Idee der Mäßigung oder des rechten Maßes. Das Christentum übernahm aus der Frühantike diese Idee und transformierte sie in den Sündenbegriff. Das Fleisch galt von nun an als böse und teuflisch und musste im Zaume gehalten werden, mit dem Effekt der Mäßigung. In diesem Sinne war und ist Körpermodifikation keine individuelle Wahl, sondern kulturell vorgegeben, wenn nicht verordnet oder aufgezwungen. Schauplätze der diesbezüglichen kulturellen Verordnungen waren und sind die Sexualität und das Essen (Klotter 1990).

Parallele, überlagerte und miteinander verschränkte Entwicklungen in der Neuzeit und der Moderne verschärfen die kulturell verordnete Körperkontrolle. Der Prozess der Zivilisation (Elias 1978) führt zu einer quasi automatisch umgesetzten Affektkontrolle, die auch die Essimpulse betrifft. Die Disziplinargesellschaft (Foucault 1977b) produziert einen massiv kontrollierten und geübten Körper für die Bewegungsabläufe im Massenheer, in der Fabrik und im Straßenverkehr. Schlankheit ist das Symbol des disziplinierten Körpers wie auch der Affektkontrolle. Die protestantische Ethik (Weber 1993) radikalisiert diese Entwicklungen: Jeglicher Tribut an das Diesseits und seine möglichen Gelüste, sei es zu viel schlafen, plaudern, ausruhen oder zu viel essen, gilt als verdammenswert.

Unsere Kultur betreibt also kollektiv Körperkontrolle, der sich der Einzelne kaum entziehen kann. Körperkontrolle ist Teil des „stahlharten Gehäuses der Moderne" (Weber 1993). Die modernen Essstörungen antworten gleichsam auf die genannten historischen Entwicklungen. Übergewicht und Adipositas (auch wenn diese primär nicht psychogen sind) lassen sich entweder als Unfähigkeit verstehen, den Anforderungen der Moderne gerecht zu werden, oder sie lassen sich lesen als Protest gegen das stahlharte Gehäuse, als Fluchtlinien aus demselben. Anorexia nervosa wäre eine gelinde Übertreibung der Umsetzung der strengen Gebote der Moderne, Bulimia nervosa eine elegante Form, nach außen Selbstkontrolle und Disziplin zu demonstrieren, und die Essdurchbrüche hinter die Kulissen zu verlegen. Orthorexia nervosa, eine neue Zwangsstörung, die darin besteht, sich zwanghaft gesundheitsbewusst zu ernähren, wäre so eine Karikatur und idealtypische Überspitzung der Legion an Ernährungsempfehlungen, denen wir ausgesetzt sind.

Essstörungen wie Anorexia und Orthorexia nervosa sind Teil und Ausdruck des Wunsches nach Beherrschung der inneren Natur, sie indizieren den Sieg über die Natur, in der traditionellen Sprache: den Triumph des Geistes über den Körper. Alltagssprachlich wird dazu gesagt, den inneren Schweinehund zu überwinden.

Umgekehrt werden Adipositas und Übergewicht als Sieg des Schweinehunds begriffen. Was tun wir, um ihn, den inneren Schweinehund, dann doch noch nieder zu zwingen? Wir diäten wider besseren Wissens, weil bekanntermaßen weltweit von allen empirischen Daten belegt wird, dass Diäten wenig erfolgreich sind, vor allem, wenn sie ohne professionelle Betreuung durchgeführt werden (Klotter

2007a). Das jedoch will niemand wissen. Wir wollen glauben, dass eine Diät eine gute Sache ist. Schließlich folgen wir dem modernen Mythos der Machbarkeit: Wir haben alles unter Kontrolle und können das erreichen, was wir wollen (Horkheimer und Adorno 1984).

Bei einer Diät handelt es sich also um etwas kulturell positiv Bewertetes. Eine Diät ist erstrebenswert, weil wir bei ihrer Durchführung beweisen, dass wir die Tugenden unserer Gesellschaft umsetzen wollen: Selbstkontrolle, Disziplin, Mäßigung, dass wir uns also entsprechend den theoretischen Modellen von Elias, Foucault und Weber verhalten (wollen). Und selbst wenn wir bei der Diät scheitern, das ist der Regelfall, haben wir gezeigt, dass wir die Tugenden unserer Kultur akzeptieren. Wir sind gleichsam im Krieg gefallen. Und wenn wir scheitern, dann geben wir uns selbst die Schuld.

Essstörungen oder versuchte Diäten, die einen idealen Türöffner für Essstörungen darstellen (Klotter 2007a), frönen dem Mythos der Machbarkeit der Moderne, aber auch dem Mythos der Autonomie des Individuums, das durch seinen Verstand sich und die Welt planen und beherrschen kann. Dass Adipositas wesentlich genetisch und durch soziale Faktoren bedingt ist und nicht durch das alltagssprachliche Konstrukt des inneren Schweinehunds, kann damit erfolgreich weg geschoben werden (Klotter 2007a). Körperkontrolle folgt so der partiellen Illusion des autonomen Verstandes.

Existenziell ist diese Illusion, weil der Tod vermeintlich in die Schranken verwiesen ist. Der Tod entzieht sich der Kontrolle des Verstandes, er ist die schiere Provokation für ihn. Körpermodifikationen wie Anorexia nervosa oder Diäten signalisieren, dass der Körper beherrschbar ist, auf der unbewussten Ebene damit auch der Tod. Körpermodifikationen sind so Ausdruck unbewusster Allmachtsphantasien: die angenommene Fähigkeit, dem Tod die Stirn bieten zu können.

Wenn dann doch auch irgendwie anerkannt werden muss, dass der Tod existiert, dann ist es möglich, durch Körpermodifikationen wie Anorexia nervosa den Tod selbst herbeizuführen, damit Herr über das eigene Leben und den eigenen Tod zu sein.

Es ist nicht auszuschließen, dass die Kontrolle des eigenen Körpers dann an Bedeutung gewinnt, wenn anderweitige Modifikationen nicht vertrauenswürdig erscheinen, zum Beispiel politische, also politisches Engagement. Im bürgerlichen Zeitalter wird das öffentliche Leben als nicht echt begriffen, als mieses Schauspiel, weswegen Politiker kollektiv verachtet werden dürfen. Authentisch sei der Bürger nur in seinen eigenen vier Wänden, da ist und zeigt er sich so, wie er wirklich ist (Ariès und Duby 1991). Der Rückzug ins Private weist den Weg zur Modifikation des eigenen Körpers. Nur noch er ist zu gestalten, weil die öffentliche Sphäre weggefallen ist.

Auch den großen politischen Ideen wird misstraut. Mit dem brachialen Scheitern der großen politischen Utopien wie Kommunismus oder Nationalsozialismus wird die Abkehr aus dem politischen Leben verstärkt (Klotter und Beckenbach 2012). Wenn dann noch Glaubenssysteme wie das Christentum an Einfluss verlieren, dann bietet sich der Körper als Sphäre der Identitätsbildung und Rückversicherung deutlicher an. Mit Körperkontrolle wird an der eigenen Identität gebastelt.

Eine perverse Note kommt hierbei mit rein, weil mit der Körpermodifikation der Verlust der Öffentlichkeit damit so unausweichlich demonstriert wird. Der eigene Körper wird nur noch zur Schau gestellt, sei es dem Sexualpartner, sei es einer Öffentlichkeit auf der Straße. Mit der Exhibition ist damit das Thema Öffentlichkeit erschöpft. Der Körper ist nicht mehr länger Teil des politisch aktiven Bürgers.

Anstelle eines Banners, eines Flugblattes, anstelle des Gestaltens des öffentlichen Lebens, des Eingreifens in das politische Leben wird die Modifikation des eigenen Körpers zum unus mundus. Wenn im Sinne Leclaires (1971) eine erogene Zone durch Einschreibungen am Körper entsteht, dann stellt sich das Zurückfallen auf den eigenen Körper und die Reduzierung der Welt auf Selbsteinschreibungen am eigenen Körper als dramatische autoerotische Selbstbeschränkung dar. Durch die autoerotische Lust wird der Verfall der Welt verleugnet. Leclaire ist in keiner Weise Feind der Einschreibungen, aber er sieht den Fall nicht vor, dass sich Welt quasi auf den eigenen Körper beschränkt: „… sondern vielmehr daran denken, wie zart und ‚unschuldig' der mütterliche Finger mit der feinen Vertiefung seitlich am Hals des Babys spielt und wie dabei dessen Gesichtchen sich aufhellt. Durch seine Liebkosung lässt der Finger in dem Grübchen einen Abdruck, ein Zeichen zurück, tut einen Abgrund von Lust auf und schreibt einen Buchstaben, eine Letter ein, der die unfassbare Unmittelbarkeit der Erleuchtung festzuhalten scheint. In der kleinen Vertiefung am Hals ist eine erogene Zone aufgetan, eine Unterschiedenheit, eine Differenzierung fixiert, die durch nichts mehr auszulöschen ist…" (1971, S. 65 f.). Essstörungen bescheiden sich mit selbst induzierten Einschreibungen am Körper – eine moderne Form der Demut. Der öffentliche Auftritt ist nicht der eines Akteurs, sondern eines Models, das die eigenen Modifikationen zur Schau stellt. Aus einem haltgebenden und identitätsbewahrenden Rahmen der Öffentlichkeit einer Gesellschaft mit entsprechenden Grenzen und Überschreitungen wird ein Bilderrahmen – reine Repräsentation, jedoch anders als im Barock nicht Repräsentation von Gott auf Erden, sondern von intendierten individuellen Zeichensystemen, die identisch sind mit den Körpermodifikationen und auf ein Dahinter als Sinn verweisen, jedoch ähnlich wie im Barock den horror vacui vergeblich zu verdrängen versuchen (Bauer 1992).

8.2 Essen zwischen gestern und heute

Ernährung in Zeiten technischer Innovationen, ja fast rasanten Innovationsschüben wie den unsrigen, unterliegt zahlreichen Wandlungen. So bestimmt nicht mehr der Mahlzeitenrhythmus (Frühstück, Mittagessen, Abendessen) wie noch vor 50, 60 Jahren unseren Alltag, vielmehr determiniert die flexibilisierte Arbeit unser Essverhalten. Das bedeutet, sich außer Haus mehr zu verpflegen, etwas zwischendurch zu verzehren, etwa im Auto oder im Zug. Das Essen hat sich internationalisiert. Viele neue Lebensmittel sind auf dem Markt. Oft erleichtern sie im Gegensatz zu früher die Zubereitung. Vielfach besitzen sie zusätzlichen gesundheitlichen Wert. Die Küchentechnik hat sich schnell weiterentwickelt etwa mit der Mikrowelle oder dem Induktionsherd.

Doch Vorsicht: Essen ist noch immer an zahlreiche Traditionen gebunden. Nur ist uns das wenig bewusst. Im Folgenden soll aus zahlreichen Perspektiven in unsere Vergangenheit und Gegenwart geschaut werden, um ansatzweise ein Bild davon zu bekommen, wie zukünftig unser Essen aussehen könnte. Die Perspektiven gleichen eher Puzzlestücken aus heterogenen Kontexten, die hoffentlich annähernd ein Bild davon geben, wie wir uns heute ernähren. So inselartig und teilweise losgelöst die einzelnen Puzzlestücke erscheinen, so ist mit dem Thema dennoch nicht anderweitig hantierbar, schließlich setzt sich unser Essverhalten aus den unterschiedlichsten Elementen und Traditionen zusammen. Genauso wie zum Beispiel an der Hunger- und Sättigungsregulation vielfältige physiologische Parameter und Regelkreise beteiligt sind, genauso ist unser Essverhalten vielfältig determiniert. Es gibt nicht die eine oder die zwei historischen Linien, die unser Essverhalten beeinflussen. Vielmehr erscheint es als ein Flussdelta, in dem ganz viele Flüsse zusammenkommen. Der Konsument oder die Konsumentin von Lebensmitteln wiederum muss wie ein Popmusikkomponist aus den divergenten Esstraditionen Schnipsel herauslesen und neu zusammenfügen. Kein Komponist fängt bei null an. Neue Musik entsteht nur aus dem Zitieren und Neuzusammensetzen. Das aktuelle und zukünftige Essen verweist vielfältig unausweichlich auf die Vergangenheit.

Also: Die möglichen Fragen: Wie ernähren wir uns heute und wie in der Zukunft? sind nur zu beantworten, wenn wir wissen, wie wir uns ernährt haben. Wir verstehen nicht nur besser, was wir in der Gegenwart essen, wenn die Vergangenheit einbezogen wird, vielmehr können wir ohne Blick zurück den Blick nicht angemessen in die Zukunft richten.

Gejagter
Historisch ist der Mensch zu Beginn seiner Geschichte nicht Jäger, sondern gejagt von den Raubtieren. Erst als der Mensch begann, die Tiere zu imitieren, aus einem großen Zahn wurde etwa ein Messer (mimetische Nachahmung), wurde er

allmählich zum Jäger. Im kollektiven Unbewussten der Menschen ist womöglich die Urerfahrung noch verankert, Beute und Nahrung für Tiere zu sein, also nicht nur Täter, sondern auch Opfer zu sein. Nahrungsaufnahme hat in dieser Perspektive ein Janus-Gesicht: daran gemahnend, selbst Nahrung sein zu können, und überlebenssichernd/Genuss.

Feuer

Die Erfindung des Feuers vor ca. 300.000 Jahren bildet eine Zäsur oder Revolution in der Menschheitsgeschichte. Nicht nur konnten mit dem Feuer wilde Tiere abgeschreckt werden, vielmehr konnte etwa Fleisch nun gebraten werden. Damit erhöhte sich einerseits die Lebensmittelsicherheit, andererseits sind gebratene Lebensmittel teilweise besser für den menschlichen Körper verwertbar. Die Nutzung des Feuers ermöglichte es dem Menschen, sich vom Tier abzugrenzen, sich über das Tier zu stellen. Nach Claude Lévi-Strauss definiert sich der Mensch gerade darüber, mehr als ein Tier zu sein.

Archaisch

Soweit zurückliegend die Zäsur durch die Erfindung des Feuers auch erscheinen mag, beim sommerlichen Grillen, bevorzugt von Männern durchgeführt, wird dieses historische Ereignis alljährlich vielfach reinszeniert. Deutlich wird hierbei, wie notwendig es dem Menschen erscheint, sich auf die eigene Geschichte zu beziehen, um etwa das archetypische Rollenbild des Jägers wieder zu beleben. Bezogen auf Nahrungsaufnahme sind 300.000 Jahre sozusagen nichts. Wir lernen auch daraus, dass archetypische Rollenmuster fest in uns verankert sind und unser Verhalten bestimmen.

Gesundheitsbezogene Interventionen, die dies nicht berücksichtigen, müssen notwendigerweise scheitern. Die Frage, was essen wir in der Zukunft, könnte so eine erste Antwort bekommen: Wir essen in der Zukunft das, was wir schon immer gegessen haben. So mag der Jäger im Mann keinen Tofu.

Omnivores Paradox

Traditionelles Essen hängt auch damit zusammen, dass der Mensch durch das sogenannte omnivore Paradox gekennzeichnet ist. Einerseits isst der Mensch konservativ, er nimmt das zu sich, was er schon immer gegessen hat oder was seine Eltern aufgenommen haben. Dies erhöht die Wahrscheinlichkeit, nichts Giftiges zu verzehren, also zu überleben. Andererseits ist der Mensch ein Allesesser und damit den unterschiedlichsten Umwelten anpassungsfähig.

Eine weitere Antwort auf die zentrale Frage lautet daher: Durch die Globalisierung, durch die Zuwanderungsgesellschaft und durch den Tourismus werden wir uns in Zukunft noch abwechslungsreicher ernähren (die zweite Seite des omnivoren Paradox).

Zubehör

Nach dem Einsatz des Feuers bildeten die Erfindungen von Kochutensilien wie Kochtopf, Pfanne, Messer weitere wegweisende Zäsuren in der Menschheitsgeschichte. Sie stellen Kulturleistungen dar, die es dem Menschen ermöglichten, sich noch stärker vom Tier abzugrenzen.

Auch wenn wir in Zukunft noch mehr und bessere Küchengeräte haben werden, so wird die historisch bewährte Ausrüstung mit Topf, Pfanne, Messer, Löffel, Gabel, Schöpfkelle etc. erhalten bleiben, auch wenn der klassische Topf um den Dampfkochtopf ergänzt und der Herd durch den Induktionsherd ersetzt wird. Also: Innovation ja, aber auch Erhalt der Tradition und im Prinzip wenig Veränderung.

Fluchtlinien

Angesichts der Etablierung von Fastfood-Ketten in den letzten Jahrzehnten ist diesbezüglich eine gewisse Veränderung festzustellen: die Suspendierung bestimmter Verhaltensstandards wie den Gebrauch von Besteck. Damit sind passagere Fluchtlinien aus den zivilisatorischen Zwängen ermöglicht (siehe weiter unten). Zu vermuten ist, dass diese Fluchtlinien erhalten bleiben, da schließlich auch die zivilisatorischen Zwänge vermutlich nicht geringer werden.

Esskultur

Es sind nicht nur die Zubereitungstechniken, die das Essen zu einer Kulturleistung werden ließen. Das Essen wurde verbunden mit religiösen Ritualen wie der Opfergabe. Essen wurde zum Anlass, dass sich Menschen hierzu zusammenfanden, sich als Gemeinschaft definierten, Fremde mittels den Regeln der Gastfreundschaft zwar aufnahmen, sich aber dennoch von anderen Gemeinschaften abgrenzten. Die Essgemeinschaft bildet die Struktur der Gesellschaft ab (Wer sitzt wo etwa am Tisch? Wer bekommt was in welchem Umfang zu essen?) und sie strukturiert damit auch die Gesellschaft. Gemeinsames Essen und Trinken kann den Anlass dazu bilden, zusammen zu diskutieren wie im griechischen Symposium (sympotere = zusammen trinken). Essen kann den Rahmen bilden, um Verträge zu schließen wie zum Beispiel im gesamten europäischen Mittelalter. Essen ist das prototypische soziale Ereignis schlechthin.

Der einsame Esser

Heute und in Zukunft hat das Essen zwar immer noch eine gemeinschaftsstiftende Funktion, so legen Familien in der Regel noch immer viel Wert auf die gemeinsamen Mahlzeiten, dennoch sind viele Funktionen wie die religiöse, eher vom Essen abgekoppelt worden. Die Pluralisierung der Lebenswelten führt unter anderem zu einer hohen Anzahl von Singlehaushalten und damit auch potenziell zu dem Essen ohne Gemeinschaft, ohne sozialen Kontext, ohne expliziten kulturellen Sinn.

Außer-Haus-Verpflegung etwa in Restaurants und Gemeinschaftsverpflegung können zukünftig die Aufgabe bekommen, diese Entwicklung zum einsamen Essen zu kompensieren. Gemeinschaftsverpflegung hätte dann nicht nur einen Versorgungsauftrag, sondern auch eine soziale und gesellschaftliche Aufgabe.

Verwissenschaftlichung
Das quasi nackte Essen ohne expliziten kulturellen Sinn, ohne Gemeinschaft rührt auch daher, dass seit 150 Jahren das Essen sich verwissenschaftlicht hat. Mit der Identifizierung von Inhaltsstoffen, mit deren Quantifizierung konsumieren wir keine Äpfel mehr, sondern Ballaststoffe und Vitamine, hoffend, das gesundheitsförderliche Quantum etwa an Vitamin C auf diese Weise zu uns zu nehmen. Verwissenschaftlichung bedeutet Versachlichung und Distanz. Nahrungsaufnahme wird tendenziell auf ihren Gesundheitswert reduziert. Zu vermuten ist, dass die Geschmacks- und Genussqualität damit in gewisser Weise in den Hintergrund tritt. Es ist gleichsam zu fragen, ob gesunde Ernährung satt machen kann, weil ihr der spontane und sorgenlose Genuss fehlt (siehe unten).

Essen als Symbol
Wie bereits Jean-Paul Sartre sagte: Jedes Lebensmittel ist ein Symbol. Wenn wir Kaffeetrinken, dann trinken wir das Symbol, eine kleine Pause machen. Fleisch steht in fast allen menschlichen Kulturen für Wohlstand und Macht. Popcorn ist gleichsam untrennbar verbunden mit dem Filmschauen im Kino. Zuweilen ist die symbolische Dimension wichtiger als das Material. Wenn wir in Paris am Boulevard Saint-Michel ein Croissant essen, dann verspeisen wir die Idee des französischen savoir vivre. Es schmeckt dann anders als das Kipferl in Wien oder das Hörnchen zu Hause (siehe weiter unten).

Identität
Das Essen von Symbolen macht unsere personale, soziale und kulturelle Identität aus. Mit meinen Nahrungsmittelpräferenzen definiere ich, was mir schmeckt, und damit, wer ich bin. Meine soziale Schichtzugehörigkeit markiere ich mit der Wahl von Lebensmitteln und Zubereitungstechniken, die Menschen mit einem vergleichbaren sozialen Status ebenso verwenden. Als Mitglied der Mittelschicht bemühe ich mich um eine gesunde Ernährung und kaufe Bio. Als Vertreter einer alternativen Kultur bin ich Veganer oder Vegetarier. Als Deutscher esse ich regionale Produkte und demonstriere zugleich meine Zugehörigkeit zu Europa, indem ich Tapas oder Pizza esse. Und: Meine Identität ist mir stets wichtiger als meine Gesundheit. Ich opfere tendenziell meine Gesundheit, um meine Identität zu wahren.

Auch mein Geschlecht weise ich über das Essen aus. Als Mann trinke ich mehr Alkohol und esse mehr Fleisch und Wurst. Als Frau greife ich eher zu Salat und Gemüse.

Soziale Distinktion

Essen kann, wie ausgeführt, so auch ein Mittel der sozialen Distinktion (Bourdieu) sein. Mit der Präferenz von Bio-Lebensmitteln grenze ich mich nach „unten" ab, ebenso mit dem edlen und erlesenen Wein. Umgekehrt kann ich mit dem Bier und dem Hamburger eventuell zeigen, dass ich mit denen „da oben" nichts zu tun haben will. Bis vor 50 Jahren war der dicke Bauch ein Statussymbol, weil er für Wohlstand stand. Heute, da alle genug zu essen haben, ist Wohlbeleibtheit kein Mittel der sozialen Distinktion mehr, vielmehr die Schlankheit. Wer beruflich erfolgreich sein will, muss schlank sein.

Mäßigung und Exzess

Schlankheit ist, wie ausgeführt, heute also ein Mittel der sozialen Distinktion. Es ist zugleich geprägt von einer wesentlichen Tugend des Abendlandes seit 2500 Jahren: der Mäßigung. Diese frühantike Tugend wurde vom Christentum übernommen und über den Sündenbegriff thematisiert. Durch den Untergang Roms erhielt dieser Wert einen Konkurrenten: das germanische Ideal der Maßlosigkeit: Esse und trinke, so viel Du kannst! Erst so erweist Du Dich als richtiger Mann. Unser heutiges Essverhalten ist noch immer von diesen beiden Traditionen bestimmt, es ist quasi eingeklemmt zwischen diesen beiden Richtungen.

Ernährungsbildung muss beide Traditionen berücksichtigen, sie darf sich nicht auf die eine Seite stellen, weder auf die Gesundheits- und Mäßigungsschiene, noch auf die rein germanische.

Prozess der Zivilisation

Norbert Elias (ausführlicher siehe weiter oben) hat herausgearbeitet, dass wir in den letzten 1000 Jahren in Europa ein bedeutsames Maß an Affekt- und Selbstkontrolle hinzugewonnen haben. Diese Kontrolle geschieht gleichsam automatisch. Das betrifft auch das Essen. Vermeintliche Mängel in der Affektkontrolle, die unsere Gesellschaft den Adipösen zuschreibt, werden massiv negativ sanktioniert, diskriminiert und stigmatisiert. Die abendländische Idee der Mäßigung in Verbindung mit der starken Affektkontrolle führen zu einem gesellschaftlichen Ideal, möglichst gar nichts zu essen, um so mittels des Erfüllens des rigiden Schlankheitsideals Selbstkontrolle nach außen zu demonstrieren. Daraus ergibt sich, dass viele Menschen ihr Essverhalten bewusst steuern, das sogenannte restraint eating, was wiederum zu Essstörungen führen kann. Für eine Vielzahl von Menschen ist Essen nicht mehr selbstverständlich, sondern ein höchst problematischer Akt. Schlagen wir in der Selbstwahrnehmung einmal über die Stränge, schon stellt sich ein schlechtes Gewissen ein. Ob das schlechte Gewissen gesundheitsförderlich ist, sei dahingestellt.

Gesundheitszwänge

In den 50er Jahren des letzten Jahrhunderts rauchten mehr als 80 % der deutschen Männer. Ihr Blutdruck durfte im Alter steigen, ohne dass dies als Gesundheitsgefährdung angesehen wurde. Sie sollten in der Lage sein, viel zu essen und zu trinken, um sich so als gestandenes Mannsbild auszuweisen. All das taten sie ohne schlechtes Gewissen. Innerhalb von 60 Jahren hat sich dies massiv verändert. Wir sind von Gesundheitszwängen umstellt und eingekreist. Es wird an unsere Eigenverantwortlichkeit appelliert, uns möglichst gesundheitsgerecht zu verhalten. Sollte uns dies gelingen, dann weisen wir uns als moralisch gute Bürger aus. Gesundheit ist ein zentrales Feld, auf dem sich erweisen kann, ob wir gute Menschen sind. Gesundheit ist keine Wahloption mehr, sondern Pflicht.

Entfremdung

Vor 130 Jahren waren mehr als 80 % der Deutschen noch Bauern, heute liegt der Anteil deutlich unter 5 %. So ist es nicht von der Hand zu weisen, dass die Mehrheit der Bevölkerung nicht mehr weiß, wie Lebensmittel angebaut und verarbeitet werden. Dies nostalgisch zu beklagen, macht wenig Sinn. Jedoch kann der Ernährungsbildung als Kompensation dieser historischen Entwicklung die Aufgabe zukommen, Warenkunde zu betreiben und damit die Ernährungskompetenz ihrer Klientel zu erhöhen. Neudeutsch nennt sich das Food Literacy, bei der insbesondere die lustvolle Kompetenz herausgestellt wird. Die aktuelle Klage über den Verlust an Esskultur ist insofern zu relativieren, als es nur zu verständlich ist, dass die bundesdeutsche Bevölkerung mehr als glücklich ist, nicht mehr der Not des permanenten Überlebenskampfes als Bauern ausgesetzt zu sein. Die relative Geringschätzung der Lebensmittel ist somit der Erleichterung geschuldet, sich nicht ständig um die Lebensmittelbeschaffung kümmern zu müssen. Zwar fühlen wir uns durch Zusatzstoffe und künstliche Aromen nahezu vergiftet, tatsächlich leben wir im Schlaraffenland. In der Menschheitsgeschichte sind ein derartiger Überfluss und eine so hohe Lebensmittelsicherheit nahezu einmalig. Daher steigt unsere Lebenserwartung kontinuierlich weiter an.

Ökologie

Das Thema Ökologie ist ins Zentrum unserer Gesellschaft gerückt, der Begriff Nachhaltigkeit nahezu zum Schlagwort geworden. Wir fühlen uns zwar moralisch verpflichtet, ökologisch zu handeln, alleine wir tun dies nur in relativ geringem Ausmaß. In der Tiefkühltruhe oder im Kühlschrank vergammeln die Lebensmittel, zum Bäcker, der um die Ecke ist, wird mit dem Auto gefahren. Das italienische Sprichwort, zwischen dem Wunsch und dem Tun liege das Meer, bewahrheitet sich. Wissenschaftlich wird dies als Intentions-Handlungs-Lücke beschrieben. Wenn Appelle an die Bevölkerung wenig nützen, dann mag es von Vorteil sein, mit den Ernährungsinterventionen verstärkt ökologisch zu handeln. Das bedeutet etwa nicht, auf Fleisch im Angebot zu verzichten, aber, was ja bereits fast überall Realität ist, attraktive fleischlose Angebote zu haben.

Ideologie
Essen wird genutzt als Mittel zur Identitätsbildung (siehe oben). Das Thema Essen eignet sich zudem vorzüglich, um eine ideologische Heimat zu bekommen. Es gibt kein anderes Thema mit einer so intensiven ideologischen Aufladung. Quasi tausend Ernährungssekten kämpfen um die richtige und allein selig machende Ernährung. Das richtige Essen ist zum Erlösungswissen avanciert. Das hat auch damit zu tun, dass uns die politischen Ideologien und Utopien (Nationalsozialismus, Kommunismus) mit deren katastrophalen Scheitern (glücklicherweise) abhandengekommen sind. Die großen politischen Entwürfe sind zusammengeschrumpft auf körpernahes Heil. Setzten die 68er noch auf das Heil Sexualität, sah sich der Sex mit dieser hohen Erwartung überfordert, so ist heute das Essen als frohe Botschaft in den Vordergrund gerückt. Kämpfen die Ernährungssekten um die letzte Wahrheit, so hat das Konsequenzen für den Konsumenten: Er sieht sich nicht in der Lage zu entscheiden, welche Sekte denn nun Recht hat. Bezieht er sich dagegen auf die offizielle Lehrmeinung, sieht es auch nicht sehr viel besser aus. Die offiziellen Ernährungsempfehlungen und Referenzwerte schwanken von Land zu Land, Indikatoren wie der BMI gelten ein paar Jahre als unfehlbare Wahrheit, um dann durch zahlreiche empirische Studien ins Straucheln zu geraten. Die normative richtige Ernährung für alle Menschen gibt es vermutlich nicht. Dazu sind die Menschen genetisch, von der Konstitution, von den Lebensumständen viel zu unterschiedlich. Wenn es das allein selig machende Kostregime nicht gibt, dann sollten wir auch nicht so tun, als seien wir in dessen Besitz. Wir können dann der Bevölkerung nicht vorschreiben, wie sie sich gefälligst zu ernähren hat. Wir als Ernährungsexperten können nur noch dialogisch begleiten – mit der gebotenen Vorsicht.

Genuss
Es gibt kaum eine Diät, die nicht mit dem Begriff Genuss offeriert wird. Glauben wir jedoch dem französischen Philosophen Lévinas, dann definiert sich Genuss genau darüber, dass er kein „um-zu" kennt, keine Finalität. Ich esse nicht, weil ich etwas für meine Gesundheit tun will, vielmehr nehme ich etwas zu mir, um meine Unabhängigkeit im Akt des Essens zu erfahren. Genau das ist Genuss. Dieses Konzept von Genuss muss den Gesundheitsexperten übel aufstoßen, entzieht er ihnen doch die Handlungsmöglichkeit. Selbstredend sind wir in der Lage, etwas zu konsumieren, um unsere Gesundheit zu verbessern (Kamillentee bei einer Erkältung), aber dennoch erscheint der Genussbegriff von Lévinas als ein Widersacher eines gesundheitsförderlichen Lebensstils. Es ist das Anstecken einer Zigarette nach dem Frühstück, der Schokoladenkuchen am Nachmittag, das Weizenbier nach Dienstschluss, das mich zum souveränen Menschen macht.

8.3   Eine semiologische Annäherung an das Essverhalten

Eine Anzahl mehrerer Signifikanten kann sich zu einem vollkommenen Zeichen figurieren, so zu einem vollkommenen Mahl. Das Kreieren eines vollkommenen Zeichens kann dazu dienen, Autonomie und Souveränität zu demonstrieren. Das menschliche Subjekt kann sich mit anderen Elementen zu einem Zeichen verweben, um dem Zwang zur Individualisierung passager zu entkommen. Am Beispiel des Kipferls bzw. Croissants wird veranschaulicht, dass ein Signifikant historisch variabel unterschiedliche Signifikate annehmen kann. Beeindruckend hierbei ist, wie beim Essen, das Signifikat den Signifikanten dominieren und einverleiben kann. Zivilisationsbestimmend sind Zeichen, die über Jahrtausende mehr oder weniger konstant bleiben und der Signifikant mit nur einem Signifikat verbunden ist. Bei der Wohlbeleibtheit ist dies der Fall. Sie verweist im Abendland überwiegend auf Maßlosigkeit. Dieses Kapitel pointiert Essen als einen Kriegsschauplatz. Das betrifft nicht nur die Frage, wer wie viel zu essen hat. Vielmehr ist das Essen von einer kriegerischen binären Organisation gekennzeichnet, eine dichotome Struktur, die das Essen bestimmt.

8.3.1   Ein vollkommenes Mahl

In der Süddeutschen Zeitung vom 29./30. August 2009 schreibt Tanja Rest unter der Rubrik „Mitten in …" über einen Vorfall in München: eine U-Bahnfahrt, zwei junge Blondinen reden offenbar so laut, dass die Anwesenden ihr Gespräch gut verfolgen können. Es ist vermutlich für die Öffentlichkeit bestimmt, deren Zustimmung wird gleichsam vorausgesetzt und zugleich eingefordert. Die eine berichtet vom Kennenlernen eines „süßen Typs", der folgende Merkmale aufweist: Jurastudent, einsneunzig groß, dunkle Haare und blaue Augen. Damit steht einer Hochzeit im Grunde nichts mehr im Wege, wenn ihr nicht gerade noch rechtzeitig aufgefallen wäre – er beugt sich vor, das Hemd rutscht ihm aus der Hose –, dass er als Unterhose einen String-Tanga trägt. Damit ist dieser Typ erledigt. Glasklar. Schließlich ist das Schmücken eines Pos mit einem String nur Frauen vorbehalten. Ein Mann hüllt diesen in eine Boxershorts. 21. Jahrhundert, das Leben in der Postmoderne, der metrosexuelle Beckham, Genderdiskurse – all das hält diese junge Frau nicht davon ab, archaische Rollenmuster zu reproduzieren, deren Kennzeichen ist, dass das Signifikat „ein süßer Typ", vielleicht auch „ein richtiger Kerl" mit einem Ensemble an Signifikanten verbunden ist (dunkle Haare, blaue Augen, etc.), die alle vorhanden sein müssen, die vor allem von keinem abweichenden Signifikanten durchkreuzt werden dürfen. Der Tanga-Slip könnte ja auch subtrahiert werden im Sinne von „ein ganz süßer Typ, den Tanga werde ich ihm ausreden", nein, der Tanga-Slip macht alles zunichte, er veranschaulicht in aller Deutlichkeit, dass dieser Typ kein richtiger Mann sein kann.

Dieses totale Zeichen „ein süßer Typ" birgt in sich einen unschätzbaren Vorteil: Kein realer Mann wird vermutlich diesem totalen Zeichen gerecht. Die junge Blondine kann dann zwar über „süße Typen" reden und die Absicht bekunden, etwas mit diesen anstellen zu wollen, von der Tat jedoch bleibt sie befreit. Ihr Narzissmus wird durch kein Tun getrübt. Die junge Blondine kann sich also von dem Jurastudenten abwenden und warten auf den süßen Typen, den es nie geben wird. Die Hochzeit wird dann stattfinden mit einem Kompromisskandidaten, den sie 50 Jahre kritisieren darf.

Ein „süßer Typ" – die Metapher des Essens steckt schon drin; das, was süß ist, gilt es zu vernaschen, gilt es einzuverleiben, vom süßen Typ bleibt also nichts übrig. Auch das könnte eine (aggressionsgehemmte) junge Frau ein wenig abschrecken, auch ein Grund, sich von ihm abzuwenden, um nicht Täterin zu werden. Der Ausdruck „süßer Typ" enthält eine Allmachtsphantasie (Ich kann ihn einverleiben und vernichten); mit ihm wird die Grausamkeit des oral-sadistischen Akts ein wenig verhüllt.

Wenn die Metapher Essen für Sex verwandt wird, dann drängen sich zwei gravierende Probleme auf: Das Objekt wird verschlungen und überlebt nicht, und: Der Hunger ist ein für alle Mal gestillt, der berühmte One-Night-Stand. Deshalb beschwört Shakespeare das Gegenteil: „Erneue, süße Liebe, deine Macht,/Lass sie nicht schwächer als den Hunger sein./Der heut' gestillt, schon morgen neu erwacht/Und unerbittlich quält mit neuer Pein:/So sei du, Liebe" (Shakespeare 1995, S. 427).

In gewisser Weise vergleichbar, übertragbar ist dies auf das Essen. Eine „gute Mahlzeit" ist ein totales Zeichen, das ein ganz bestimmtes Ensemble an Signifikanten voraussetzt. Zu Sushi gehört nun mal nicht nur Reis und roher Fisch, sondern auch Algen, Ingwer, Wasabi etc. Diese Mahlzeit ist nur dann vollkommen, wenn alle Elemente vorhanden und gut sind. Ist der Ingwer zu alt, dann ist das gesamte Essen nichts wert. Ähnlich wie beim „süßen Typ" sind eben alle Elemente notwendig. Wasabi kann nicht durch Senf ersetzt werden, auch wenn dieser ebenso scharf ist. Nicht nur edle Mahlzeiten sind totale Zeichen. Die Currywurst oder der Hamburger sind genauso totale Zeichen, bei denen alles stimmen muss. Currywurst ist nicht nur eine bestimmte Mahlzeit, das ist auch Großstadt, Imbissbude, Eile, etc. Hamburger ist mit den Händen zu essen, in einer Fastfood-Kette, etc.

Eine vollkommene Mahlzeit als totales Zeichen gibt es nicht nur in unserer Kultur. Bei den Tuareg aus Afrika ist dies nicht anders: „Zum Frühstück trinken sie eghale, ein Gemisch aus Hirse, Käse und Datteln, das mit Wasser angerührt wird.

Zum Mittag- und Abendessen gibt es eine gekochte Mahlzeit, die den Namen ashin trägt. Ashin ist eine feste Masse, also kein Brei, sondern das, was man bei uns früher Klump oder Kloß nannte oder was in Italien als Polenta bezeichnet wird. Diese Polenta aus Hirse wird in einer Holzschüssel serviert, in die zusätzlich gesäuerte Kamel- oder Ziegenmilch geschüttet wird" (Spittler 1993, S. 194). Für die Tuareg sind dies vollkommene Mahlzeiten. Etwas Besseres gibt es nicht.

Dies bedeutet, dass anders als der „süße Typ" diese Mahlzeiten auch zu realisieren sind. Ist der vollkommene Sex im Prinzip über das Warten und die Abwesenheit definiert, so die vollkommene Mahlzeit über die permanente Wiederholung, ein Wiederholungszwang, der uns vergessen machen soll, dass der Prototyp der vollkommenen Mahlzeit, das Gestilltwerden, auch ein einziger Albtraum gewesen ist: quälender Hunger, eine gestresste Mutter, die ungefiltert ihre Stimmungen auf das Kind überträgt, unerträgliche Bauchschmerzen danach, abgestillt werden, nicht zu vergessen kaum aushaltbare Phantasien: „Der Wunsch, das Objekt durch Beißen, Fressen, Schneiden zu zerstören" (Klein 1991, S. 8). „Obgleich die Psychologie und die Pädagogik immer die Meinung vertreten haben, dass das Kind glücklich und ohne Konflikte sei, dass die Leiden der Erwachsenen das Ergebnis der Lasten und Härten der Realität seien, so muss ausdrücklich gesagt werden: Das Gegenteil ist der Fall. Was man durch die Psychoanalyse über das Kind und den Erwachsenen erfährt, zeigt, dass alle Leiden im späteren Leben zum größten Teil Wiederholungen dieser frühkindlichen Leiden sind und dass jedes Kind in den ersten Lebensjahren durch ein unvorstellbares Maß an Leiden geht" (Klein 1991, S. 26). Da hilft nur Verdrängen und Vergessen, eventuell auch Verwerfung. Die vollkommene Mahlzeit ist dafür erfunden worden, weil in ihr und mit ihr alles stimmt. Diejenigen, die die vollkommene Mahlzeit zubereiten und verspeisen, sind nicht mehr der Willkür und den Launen der Mutter ausgesetzt. Sie haben alles in der Hand.

Nicht nur die vollkommene Mahlzeit, auch Revolten oder Sehnsucht nach der Revolution können der Verdrängung der entsetzlichen Kindheit zuträglich sein. Auch hier geht es um eine absolute Totalität, eine Totalität, die Zerrissenheits- und Fragmentierungserfahrungen aus der Kindheit ungeschehen machen soll. Ein Held der undogmatischen Linken, Georg von Rauch, der 1971 in West-Berlin bei einem Schusswechsel von der Polizei erschossen worden und der gerne mit Dieter Kunzelmann über die „Scheiß-Juden" hergezogen ist (Kraushaar 2005), schreibt in einem Brief an seine Frau: „Ich krieg meine Identität nur, wenn alles identisch ist … ,politisch' arbeiten mit identischen Leuten, mit Leuten, mit denen ich identisch bin. Wo Aktion drin ist, Abenteuer, Leben, Lieben, Laufen (nur nicht gehen), Schlendern, Sommer, gesellschaftliche Mächtigkeit und alles total" (zitiert nach Kraushaar 2005, S. 136 f.). Ein bisschen entschlackt, könnte diese Passage einen wunderbaren Werbetext hergeben, vielleicht für Bacardi. Ein Hauch von Radikalität liegt ebenso über einer Begegnung zwischen den Ehepaaren Heidegger und Lacan 1955 in Frankreich: „Heidegger ist in der Probstei untergebracht und macht sich auf, die Kathedrale von Chartres zu besichtigen. Lacan fährt seinen Wagen so schnell, wie er seine Sitzungen abhält. Heidegger, der gerne vorne sitzt, tut keinen Mucks, aber seine Gattin protestiert unentwegt. Sylvia (die Frau von Lacan und Ex-Frau von Bataille; A. d. A.) macht Lacan auf ihre Beunruhigung aufmerksam. Nichts zu machen: Der Meister fährt immer schneller. Auf der Rückfahrt bleibt Heidegger schweigsam, und die Proteste seiner Gattin steigern sich, während Lacan aufs Gaspedal drückt" (Roudinesco, zitiert nach Dosse 1998, S. 541). Unbeirrbarkeit, Beschleunigen, Entgrenzen und das Verbreiten von Angst und Schrecken sind untrügerische Elemente einer avantgardistischen und tendenziell totalitären Gesinnung, die dazu beitragen soll, eine vollkommene Gesellschaft zu errichten.

8.3.2   Männer mit Weizenbier – Frauen mit Eis

Es ist Frühsommer. Endlich sind die kalten Tage vorbei. Dies muss zelebriert werden, wie Weihnachten oder Ostern. Stühle und Tische stehen in den Cafés wieder draußen. Bedächtig trinken mittelalte Männer in karierten Hemden ihr erstes Weizenbier im Freien in diesem Jahr und schauen dem Treiben auf den Straßen zu. Dort tummeln sich junge Frauen in Spaghetti-Träger-T-Shirts, kurzen Hosen und Flip-Flops. Selbstverständlich haben sie ein Eis in der Hand, bevorzugt eine Eistüte mit drei Kugeln Eis. Mann – kariertes Hemd – Weizenbier – Sonne oder Frau – Sommerklamotten – Eis sind Zeichen, deren Elemente einmal Signifikant, das andere Mal Signifikat sein können. Das Weizenbier kann der Signifikant für das Signifikat Mann sein. Der Weizenbier trinkende Mann im Freien kann sich auf das Signifikat Sommer beziehen, usw. Der permanent mögliche Shift und die schillernde Vieldeutigkeit machen diese Zeichen so attraktiv. Anders als bei einem totalen Zeichen (siehe oben) gibt es keine Notwendigkeit, dass ein bestimmtes Tableau von Elementen vorhanden sein muss. Der Mann kann auch ein Glas Wein oder einen Milchkaffee trinken, die Frau auch ein Kleid tragen. Von diesen Tableaus werden in der Regel keine Fotos geschossen. Sie repräsentieren nicht das eine, sie begünstigen kein Posing. Die in den Tableaus agierenden Personen sind dezentriert, sind Teil eines Zeichensystems. Die Menschen verschwinden im Zeichen. Die Pflicht zur Individualisierung, zur Selbstverwirklichung, zur Entwicklung einer einzigartigen Persönlichkeit, die Qualen, die mit der Individualisierung verbunden sind – all dies wird gemildert und aufgehoben, wenn ein Subjekt Teil eines Zeichens wird. Nicht Martin Herrmann, Angestellter bei der Post, verheiratet

mit Susanne, Vater zweier Kinder, Trainer der B-Jugend, stolzer Besitzer eines
nagelneuen Alfa Romeo sitzt in der Sonne und trinkt Weizenbier, sondern ein mittelalter Mann in einem karierten Hemd. Die Bürde, ein Subjekt sein zu müssen, ist
für eine halbe Stunde aufgehoben. Deshalb schrickt der mittelalte Mann auf, wenn
jemand vorbei kommt, und ihn begrüßt. Aus demselben Grund begehrt Sarah, die
mit ihren drei Freundinnen Eis isst, während des Eisessens niemanden. Es ist keine
Szene der Verführung, weil das Zeichen in sich abgeschlossen ist. Das Zeichen insgesamt kann Gefallen erregen, aber das potenzielle Begehren des Zuschauers prallt
an dem Zeichen ab. Weizenbier und Eis sind günstig für die Abgeschlossenheit
dieses Zeichens, da das jeweilige Zeichen eine eigene Versorgungsstruktur hat. Es
bedarf keines Außen, keiner Unterstützung. Das Zeichen ist autonom und autark.

8.3.3   Ein wandlungsfähiges Zeichen

Wir schreiben das Jahr 1683. Wien wird von Mitte Juli an von den Türken bela-
gert. Eine Garnison unter Rüdiger Graf von Starhemberg und die Bürger der Stadt
Wien mit ihrem Bürgermeister Andreas Liebenberg verteidigen die Stadtmauern
erfolgreich. Außerhalb der Stadt sammelt sich eine Armee, die am 12. Septem-
ber 1683 die türkische Armee vernichtet (Beller 2006, S. 68). Und was soll das
mit Ernährung zu tun haben? Zumindest der Legende nach beschert die Zweite
Türkenbelagerung von Wien der Stadt zwei kulinarische Errungenschaften: das
Kipferl und das Kaffeehaus (Beller 2006, S. 68). Das Kipferl (Signifikant) erhält
seinen symbolischen Sinn über seine Form: den türkischen Halbmond (Signifikat).
Symbolisch wird im Essensakt der Feind verspeist und vernichtet, oder es wird
immer wieder im Sinne einer nicht enden wollenden Wiederholung der Sieg über
den Feind gefeiert. Wenn das Kipferl oder das Croissant für savoir vivre steht, dann
erhält savoir vivre eine neue Bedeutung: Wissen zu leben, meint dann, wissen zu
überleben, wissen, wie der Feind zu vernichten ist. Sigmund Freud hat dies, wie
über Melanie Klein bereits veranschaulicht, verallgemeinert: Essen ist stets mit
oral-sadistischen Impulsen verbunden (Laplanche et al. 1982). Nahrungsaufnahme
ist in der Regel ohne das Zerkleinern von Lebensmitteln nicht denkbar. Typisch für
unsere Kultur ist, dass wir dieses Vernichten gerne verdrängen, so wie wir auch
gerne das Töten der Tiere, deren Fleisch wir anschließend verzehren, gerne hinter
die Kulissen verlegen (Elias 1978).

Im legendären Wiener Kaffeehaus, das Wien womöglich der Zweiten Türkenbelagerung verdankt, offenbart sich nicht nur etwas typisch Wienerisches, es
erhellt auch den Sachverhalt, dass unterschiedliche Kulturen und Zivilisationen
über Essen kommunizieren, voneinander lernen und Elemente der fremden Kultur

annektieren, um sie 100 Jahre später als das Ureigenste auszugeben. Im Jahre 2110 gelten vermutlich ein Döner Kebab oder eine Falafel als typisch deutsche Gerichte, so wie die Schweinshaxe, das Sauerkraut, die Maultasche und die Spätzle. Essen ist mit Annexion oder gar mit Krieg (siehe unten) untrennbar verbunden.

Von der jeweiligen Kultur hängt es ab, was gegessen wird, also welche Lebensmittel, und mit welchem symbolischen Sinn die jeweiligen Lebensmittel verbunden sind. Dieser symbolische Sinn ist historisch variabel. So kann das Kipferl auf eine lange Geschichte zurückschauen. In der Antike war es das Symbol für den Mond und wurde als Opfergabe für die Mondgöttin Selene verspeist. Später stand das Kipferl für die Hörner des Teufels (Hörnchen) (Stummerer et al. 2005). Damit wird auch offenkundig, dass wir begierig sind, nicht nur Inhaltsstoffe wie Kohlehydrate oder Proteine zu uns zu nehmen, sondern auch nach der Einverleibung von Symbolen. Es reicht offenbar nicht aus, sie nur anzuschauen, nein, sie müssen den Weg in unseren Mund finden. Mit dem Verspeisen von Symbolen hoffen wir, uns von den Tieren zu unterscheiden, hoffen wir, Kulturwesen zu sein, gerade weil Essen so basal und primitiv ist.

Wenn der Signifikant (ein kleines Stück gebackener Teig in Form eines Halbmondes) so unterschiedliche Bedeutungen annehmen kann (Sieg über die Türken, savoir vivre, Hörner des Teufels, Opfergabe für eine Göttin), dann wird offensichtlich, dass in diesem Falle das Signifikat über den Signifikanten triumphiert. Das Signifikat hüllt den Signifikanten ein. Es ist davon auszugehen, dass das Kipferl in einem Wiener Kaffeehaus anders schmeckt als das Croissant im Quartier Latin in Paris, auch wenn beide im Grunde gleich schmecken. Aber die Kontextualisierung von Kipferl und Croissant schafft unterschiedliche Erlebniswelten. Kipferl oder Croissant – das sind vollkommen unterschiedliche imaginäre Welten. Vermutlich wird einem Deutschen, der als Besucher in Paris weilt, das Croissant noch anders schmecken als dem Franzosen, der dort wohnt. Signifikanten spielen also beim Essen eine nur eingeschränkte Rolle. Das deutsche Phantasma des französischen savoir vivre kann sich auch entzünden am Käse, am Wein, an der Mittelmeerküste. Umgekehrt darf nicht übersehen werden, dass das Croissant nicht betrunken macht, der Wein schon.

8.3.4   Ein träges Zeichen

Das Teigstück Kipferl hat historisch ganz unterschiedliche Signifikate besessen. Die Wohlbeleibtheit ist dagegen ein Signifikant, der im Grunde im Abendland überwiegend nur eine Bedeutung angenommen hat, die der unverzeihlichen Maßlosigkeit – das über 2500 Jahre. Es muss sich also um ein wichtiges und zivilisationsstiftendes Zeichen handeln. Dies wird im Folgenden für die Gegenwart umrissen, der Blick in die Vergangenheit wurde bereits geworfen (siehe weiter oben). Ersichtlich wird hierbei, dass Wohlbeleibtheit und Essen insgesamt stets Teil eines Kriegs sind.

Mit von Schrecken geweiteten Augen schauen Gesundheitsexpertinnen und – experten auf die wachsende Anzahl von Adipösen, begreifen diese als Gesundheitsproblem Nr. 1, sehen eine durch Adipositas verursachte Kostenlawine auf sich zurollen, rufen den Kampf gegen Adipositas aus, müssen erkennen, dass erfolgreiche Interventionen gegen Adipositas so gut wie nicht existieren, beenden ihre Texte und Vorträge dennoch mit einem unverzagt-trotzigen „Wir müssen doch etwas tun!", können sich dabei des lauten Beifalls der anderen Gesundheitsexperten gewiss sein und versichern sich damit untereinander, auf der richtigen Seite zu stehen, wohingegen die Adipösen in diesem apokalyptischen Szenario unzweifelhaft eine immense Bedrohung, wenn nicht gar den Feind, darstellen dürfen – einen Feind nicht jenseits der Landesgrenze, sondern mitten unter „uns", als Nachbar, Arbeitskollegin oder Reinigungskraft.

Für diejenigen, die in diesem Freund-Feind-Schema auf der richtigen Seite stehen, vermag diese Oppositionsbildung durchaus tröstlich sein. Für diejenigen hingegen, die es aus irgendwelchen Gründen nicht geschafft (oder auch nicht gewollt) haben, auf dieser Seite zu sein, ist Trost nicht in Sicht. Diesen wollen die Gesundheitsexperten durchaus nicht spenden, würde doch damit das schlechthin Verwerfliche und Böse auch noch legitimiert werden. Nur massiver individueller und kollektiver Druck könne, so die Ideologie, den Boden unter den Füßen der Adipösen so heiß werden lassen, dass sie sich endlich sputen würden, die Front zu wechseln. In dieser Perspektive erscheint das permanente Sperrfeuer gegen die Wohlbeleibten als mehr als berechtigt, erscheint es schließlich als nahezu einzige Möglichkeit, der Plage der Adipositas Herr zu werden. Krieg und Diskriminierung erblühen im Gewand aussichtsreicher Pädagogik.

Bei diesem famosen Spiel muss nur eine Voraussetzung erfüllt sein. Man oder frau muss dünn sein und dünn bleiben. Mehr wird als entré in die Kampfarena nicht erwartet, also in gewisser Weise wenig Investition für viel Spaß und Genuss pur.

Eine zweite Voraussetzung, fast wäre sie vergessen worden, muss allerdings auch noch erfüllt sein. Der Feind darf nicht aussterben, besser noch, wenn er sich vermehrt. Am besten wäre es, ihn systematisch zu züchten, selbstverständlich unter Berücksichtigung der Nachhaltigkeit. Der ausgerufene Kampf gegen Adipositas wäre damit ein Mittel unter anderen, einen Gegner zu konstituieren, auf dass er erhalten bleibe. Der Kampf schreit nicht nach Sieg und Vernichtung, sondern nach endloser Schlacht. Wie jeder Sadist in Windeseile die Position des Masochisten übernehmen kann und will, so schafft sich der Gesundheitsexperte die Rolle eines geplagten Sisyphos, der tagein tagaus neue Kampagnen, neue Aktionen gegen Adipositas kreiert und umsetzt – und immer wieder lustvoll scheitert. In diesem Scheitern steckt auch ein moralischer Masochismus. Jede Niederlage verstärkt die Gewissheit, auf der richtigen Seite zu stehen.

Zu fragen bleibt, warum die Beziehung zwischen den mehr oder weniger Schlanken und den mehr oder weniger Dicken die Form einer tendenziell sado-masochistischen (angenommen) hat. Hierzu Benjamin: „Herrschaft und Unter-werfung entspringen aus einem Zusammenbruch der notwendigen Spannung zwischen Selbstbehauptung und gegenseitiger Anerkennung" (1990, S. 16). Der viel beschworene Respekt wird den Adipösen gewiss nicht entgegengebracht. Um-gekehrt verhält es sich möglicherweise nicht anders. Zu vermuten ist, dass die stigmatisierten Dicken ein zu geringes Selbstwertgefühl besitzen, um die Dünnen anzuerkennen, aber auch, dass die Schlanken fast stets davon ausgehen, nicht dünn genug zu sein und so auch nicht in der Lage sind, Anerkennung zu zollen, zumal die Dünnen im Grunde ständig davon bedroht sind, ins andere Lager zu rutschen. Ein paar Fressanfälle, ein All-Inclusive-Urlaub – und schon ist der dünne Leib Ge-schichte, vielleicht für immer. Das Damoklesschwert der Dickleibigkeit schwebt über allen Köpfen, permanent. Der Krieg gegen Adipositas ist von der panischen Angst angetrieben, selbst adipös zu werden.

Der Krieg gegen Adipositas ist nicht nur eine Sache der Politik und der Medien. Auch die Wissenschaft befindet sich in ihm. Alleine auf einer Seite einer Veröf-fentlichung tauchen bei Blackburn (2005, S. 207) folgende Terme auf: zweimal „combating", einmal „agressive government policies", einmal „fight against obe-sity" und einmal „America's losing battle against obesity". Aber der Kampf gegen Adipositas ist kein Privileg unserer Zeit. Er ist Teil einer langen (abendländischen) Tradition (siehe weiter oben).

8.3.5 Die kriegerische binäre Organisation des Essens

Wenn die Sexualität scheinbar natürlich über den Gegensatz Mann – Frau organi-siert wird, dann scheint es etwas Vergleichbares auch für das Essen zu geben. Es wird eingeordnet in eine kriegerische binäre Organisation wie bei der Adipositas-problematik, wobei die Oppositionen variabler sind als bei der Sexualität. Zum Kriegerischen gibt es eine originelle Umkehrung einer Idee von Clausewitz durch Foucault. Clausewitz hat sinngemäß geschrieben: Der Krieg ist die Fortsetzung der Politik mit anderen Mitteln. Foucault dagegen postuliert: Die Politik ist die Fortsetzung des Krieges mit anderen Mitteln. Mitten im Frieden herrscht mehr oder weniger latent Krieg oder Bürgerkrieg. Unentwegt schlagen die Kriegspar-

teien aufeinander ein. „Die Umkehrung dieses Satzes würde auch noch etwas anderes bedeuten: Dass innerhalb dieses ‚zivilen Friedens' die politischen Kämpfe,
die Konfrontationen wegen der Macht mit der Macht um die Macht und die Veränderungen der Kräfteverhältnisse ..., dass all das in einem politischen System
nur als die Fortsetzung des Krieges interpretiert werden kann" (ebd. 1977, 2003,
S. 227 f.). Essen stellt einen vorzüglichen Austragungsort für Kriege unterschied-
lichster Natur dar, so etwa für die Abgrenzung von anderen Zivilisationen und
Kulturen.

Ein Beispiel aus Deutschland: In „Der große Larousse Gastronomique" („Das
Standardwerk für Küche, Kochkunst, Esskultur") ist zu lesen: „Die württember-
gisch-schwäbische Küche ist durch Nudelspezialitäten wie Spätzle und Maultaschen bekannt" (2007, S. 202). Der Tourist oder die Touristin, der oder die das
Schwabenland besucht, weiß nun, was er oder sie dort zu essen hat: eben diese Nudelspezialitäten. Beim Verzehr derselben wird eine bestimmte regionale Esskultur
einverleibt, ein körperlicher Aneignungsprozess, der über Sehen, Hören, Riechen,
Schmecken verläuft (der Gebrauch des fünften Sinns bei Tisch erlauben unsere
Manieren in der Regel nicht). Nach dem ersten Verzehr von Spätzle oder Maultaschen glaubt der Tourist zu wissen, was für ein Volk die Schwaben sind, weil
er nun weiß, was sie besonders gerne essen. Er muss kein Wort gewechselt, keine
Frage gestellt, kein Buch über die Schwaben gelesen zu haben, um dennoch davon
auszugehen, sie nun zu kennen.

Die Schwaben wiederum bestimmen ihre Identität darüber, welche Speziali-
täten sie produzieren und zu sich nehmen. Sie stellen sich damit in die Tradition
ihrer Eltern und Großeltern, von denen sie annehmen, dass auch sie besonders
gerne Maultaschen und Spätzle gegessen haben. Zugleich grenzen sie sich mit dem
Verzehr dieser Speisen von anderen Regionen und Kulturen ab, die andere Speisen
bevorzugen. Damit werden Speisen zu unsichtbaren Waffen, die dafür sorgen, dass
das Eigene und das Fremde getrennte Wesenheiten bleiben. Dem Touristen wird in
einem schwäbischen Restaurant die Maultasche nicht verwehrt, sie darf ihm auch
schmecken, aber sie wird, so die Hoffnung, niemals ein Element seiner Kultur werden. Denn Maultaschen und Spätzle sind nun einmal typisch schwäbisch und sonst
gar nichts. Diese Überzeugung wird auch nicht durch den Umstand angefochten,
dass Maultaschen nichts anderes sind als eine Variante der italienischen Ravioli
(ebd., S. 558) und Spätzle vermutlich auch von den italienischen Teigwaren abstammen.

Umgekehrt kommt in Schwaben oder in Deutschland die Fischsuppe nicht auf
den Frühstückstisch. Das gehört nicht zu unserer Kultur, und wir verlören, das
wäre die Befürchtung, unsere kulturelle Identität, würden wir damit beginnen, um
sieben Uhr morgens Fischsuppe zu löffeln. Essen, eine physiologische Notwen-

digkeit, ein lustvoller Akt, etwas, was uns Identität und Zugehörigkeit verleiht, erscheint so auch als ein Schauplatz der Abgrenzung und eines potenziellen Krieges,
des Krieges der Kulturen und Zivilisationen. Nahrungsaufnahme fungiert zudem
als Mittel der sozialen Distinktion: Mit dem, wie und was wir essen, grenzen wir
uns von denen ab, die auf der sozialen Leiter weiter unten, aber auch weiter oben
stehen (Bourdieu 1987). Mit den individuellen Essenspräferenzen definiere ich
meine eigene Identität, meine Zugehörigkeit zu einer bestimmten Lebenslage und
zu einer bestimmten Kultur. Zugleich kann ich den anderen angesichts seiner Ess-
gewohnheiten einer bestimmten sozialen Lebenslage und einer bestimmten Kultur
zuordnen.

Unser Essverhalten ist, wie bereits dargelegt, von zwei widersprüchlichen und
im Grunde unvereinbaren Traditionen bzw. von zwei Legenden gekennzeichnet:
einer maßvollen mediterran-christlichen und einer maßlosen germanischen (vgl.
Montanari 1993). Hinsichtlich der Adipositasproblematik wurde die erste Tradition bereits umrissen. Die Zweite lässt sich so umreißen, dass es zu den Idealen
der germanischen Tradition gehörte, möglichst viel essen und trinken zu können.
Dies galt als Ausdruck von Stärke und Kraft. Diese Tradition ist auf der manifesten
Ebene erst vor einigen Jahrzehnten verloren gegangen (vgl. Klotter 1990).

Weitere Widersprüchlichkeiten bestimmen unser Essverhalten: Die Entstehung
der Lebensmittelindustrie bescherte uns einen Überfluss, dem mit einem immer
mehr radikalisierten Schlankheitsideal Einhalt geboten werden soll. Mit diesem
Widerspruch korrespondiert der widersprüchliche Charakter des Kapitalismus: das
Versprechen des Paradieses, des Schlaraffenlandes und die rigide protestantische
Ethik – der Geist des Kapitalismus -, die Sinnenfreude auf Erden ausschließt.

Dieser Widerspruch lässt sich auch geschlechtsspezifisch formulieren: Frauen
ernähren sich maßvoller und gesünder und repräsentieren den maßvollen Ernährungsdiskurs. Der heutige Ernährungsdiskurs ist weiblich (mündliche Mitteilung
Lotte Rose). Und die Männer: Sie gewinnen tendenziell ihre Identität darüber, dass
sie nicht im Traum daran denken, sich vom weiblichen Ernährungsdiskurs beeinflussen zu lassen. In einer archaischen Formel lässt sich dies so ausdrücken: Die
Frau ist das Fleisch, der Mann isst das Fleisch (Mellinger 2000).

Andere Widersprüche scheinen unser Essverhalten zu bestimmen: Die feine
Küche feiert in den Kochshows eine Renaissance und zugleich steigt der Anteil
an Convenience-Produkten. In Filmen wird die Einheit von Essen und Sexualität
beschworen – das legendäre Candlelight-Dinner -, zugleich koppelt sich realiter
Sex vom guten Essen ab. Fast Sex steht unvermittelt neben Fast Food. Die ars
erotica (siehe weiter unten), die Essen mit Sex verbindet (Klotter 1999), findet
sich tendenziell nur noch im Imaginären und in den Medien – in Medien, die ein

glänzendes Firmament edler Mahlzeiten errichten, an denen methektisch zu laben sich die Fernsehzuschauer gewöhnt haben.

Wenn sich hinsichtlich der Ernährung bestimmte Tendenzen abzeichnen, so entstehen sofort ihre historischen Widersacher und damit eine neue Kampfarena. Die Industrialisierung der Lebensmittelproduktion bringt es mit sich, dass die ursprünglichen Lebensmittel, die in der Fertigung von Lebensmitteln verwandt werden, tendenziell nicht mehr erkannt werden können. Nicht nur das, die Lebensmittelindustrie strebt danach, abstrakte Produkte herzustellen, so die Fischstäbchen, die viereckige Wurst, die paradoxerweise zugleich in der Werbung in natürliche Kontexte gestellt werden. Dieser Industrialisierung hat sich die Lebensreformbewegung Mitte des 19 Jahrhunderts in den Weg stellen wollen. Ihr Motto war, „Zurück zur Natur". Die 68er Bewegung hat Vergleichbares versucht und selbstverständlich auch Slow Food.

Es ist nicht zu übersehen, dass die Kampfarena Essen zu einer der zentralen Plattformen für Sinnfindung und Identitätsgewinnung geworden ist. Das 14jährige Mädchen revoltiert gegen ihre Eltern, indem sie beginnt, sich vegetarisch zu ernähren, und von den Eltern einfordert, gänzlich auf Fleisch zu verzichten. Ihr älterer Bruder, der Informatik studiert, genießt es, nicht mehr Muttis gesunde Salate essen zu müssen, fern ihrer guten Ernährungsempfehlungen zu sein und stattdessen in der Mensa viel Fleisch essen zu können und natürlich auch die Pommes frites. Mutter ist stolz darauf, ihrer Familie stets eine gesunde Ernährung angeboten zu haben, obwohl ihr Mann darauf keinen besonderen Wert legt. Im ständigen Kampf um einen Kompromiss hat sie drei- bis viermal in der Woche auch Fleisch auf den Tisch gebracht und selbstredend auch den Salat. Vater fühlt sich nur dann als gestandener Mann, wenn er etwas Ordentliches isst: viel Fleisch, gerne gegrillt, und abends trinkt er gerne ein paar Biere, auch beim Stammtisch. Wie würden seine Freunde schauen, was würden sie sagen, würde er ein Mineralwasser bestellen? Mit 19 wird die Tochter ein Mitglied der Straight Edge Bewegung, später wird sie Rohkost-Fan. Über seine neue Freundin wird der Sohn ein Vertreter der LOHAS. Aufgrund eines drohenden Herzinfarkts wird der Vater zu einem Gesundheitsapostel, der täglich mit dem Fahrrad zur Arbeit fährt. Die Mutter findet nach dem Auszug der Kinder zum Buddhismus, der mit einem entsprechenden Kostregime verbunden ist.

Das Idyll einer friedlichen Familienmahlzeit, die ersten erotischen Annäherungsversuche bei einem guten Essen, das Treffen der Freunde in einer Pizzeria, das urige Mahl in einem Landgasthaus – diese Bilder beschwören Eintracht und Harmonie und sie können dennoch nicht das andere des Essens vergessen machen: den ewigen Krieg um und mit dem Essen.

8.3.6 Die Welt der reinen Zeichen

Lacan entwirft eine hermetische Psychoanalyse, die den Referenten ausschließt. Das Reale wie etwa der Körper wird gleichsam aufgelöst und in eine symbolische Ordnung überführt (Dosse 1998). Seine Kronzeugen hierbei sind de Saussure und Heidegger. De Saussures Zeichentheorie schließt den Referenten im Grunde aus. Deshalb ist das weiter oben benutzte Verfahren, Essen als einen Signifikanten zu betrachten, nicht lupenrein, ist doch der Signifikant im Sinne Saussures nichts anderes als ein Lautbild. Barthes (1979) versucht das Dilemma zu umgehen, indem er bei der Nahrung von einem Funktions-Zeichen spricht: „Viele semiologische Systeme (Gegenstände, Gesten, Bilder) haben eine Ausdruckssubstanz, deren Wesen nicht in der Bedeutung liegt: häufig sind es Gebrauchsgegenstände, von der Gesellschaft für Bedeutungszwecke abgeleitet: die Kleidung dient dem Schutz, die Nahrung der Ernährung, auch wenn sie gleichzeitig der Bezeichnung dienen." (S. 35). Barthes versucht hier eine Verknüpfung von Zeichen und Referent, die zwei zentralen Tendenzen im 20. Jahrhundert zuwiderläuft: der systematischen Ausblendung des Realen und damit der Entgrenzung des Unbewussten. Wo das Reale verabschiedet wird, kann sich das Unbewusste prächtig ausbreiten. Für die erste Tendenz stehen Saussure und Heidegger, für die zweite der Dadaismus, der Surrealismus und natürlich auch die Psychoanalyse (auch Lacan sah sich in der Tradition von Dadaismus und Surrealismus, Roudinesco 1996). Breton, der Begründer des Surrealismus, war von der Psychoanalyse begeistert und hat Freud in Wien besucht. Was ihn faszinierte, war die Logik des Unbewussten und deren Macht. Rationalität und Realität spielen somit im 20. Jahrhundert in Teilen der Kunst, aber auch der Politik keine Rolle. Die Nationalsozialisten entwerfen eine Welt als Theater-Experiment, in der dann alles möglich ist (ein Hippie-Slogan), auch das größte Verbrechen (vgl. Klotter 2005, 2007b). Von den Surrealisten führt der Weg über die Lettristische Internationale zur Situationistischen Internationale um Guy Debord, die den Pariser Mai 68 kreiert haben. Deren deutsche Ableger, die Subversive Aktion um Dieter Kunzelmann, die sich explizit auf Freud und C. G. Jung als Vordenker (vgl. Böckelmann und Nagel 2002) beziehen, bereiten dem Linksterrorismus den Weg. Die Subversive Aktion mündet direkt in die Tupamaros Westberlin und in die Umherschweifenden Haschrebellen. Kraushaar vermutet, dass Kunzelmann stolz darauf wäre, wenn man ihn auch als Wegbereiter der RAF ansehen würde (Kraushaar 2005). Der der 68er Generation von Jürgen Habermas zu Recht vorgeworfene Voluntarismus entsteht genau aus der Verabschiedung des Realen und der Dominanz (unbewusster) Wünsche. Deshalb ist Barthes kein Voluntarist, weil er das Reale präzise und differenziert betrachtet, so etwa in den „Mythen des Alltags" (1964, 2010). Die Autoren der Lettristischen (vgl. Debord

2002), der Situationistischen Internationale (Situationistische Internationale 1976, 1977), aber auch die der Subversiven Aktion (vgl. Böckelmann und Nagel 2002) zeichnen sich dadurch aus, dass sie über keine differenzierte Beobachtungssprache verfügen. Sie schreiben über das Leben, den Menschen, das System – dies mit einer hohen Selbstgewissheit -, ohne sich genötigt zu sehen, etwas genauer zu definieren oder zu beschreiben.

Damit soll ein gravierendes Problem des 20. Jahrhunderts angesprochen sein, die Ausblendung des Realen – ein Prozess allerdings, der im Rahmen der Semiologie anteilig zurück genommen worden ist. Für dieses Problem steht auch eine puristisch aufgefasste Semiologie, die in dem vorliegenden Text aus guten Gründen nicht verwandt worden ist. Wer das Reale verabschiedet, muss wissen, was er oder sie tut. Barthes, gescholten wegen seiner unscharfen semiologischen Terminologie, hat den Referenten, und damit das Reale, nicht aufgegeben. Nahrung und Essen als Teil eines Zeichens aufzufassen, mag umstritten sein, es schafft aber eine Verbindung zum Realen. Barthes hat das Abenteuer der Semiologie nicht aufgeben, aber doch auch in seiner Strenge hinter sich gelassen. Aus dem Semiologen wurde (wieder) ein Literat. Möglicherweise ist das Systemdenken, auch das semiologische, mit dem Realen nur schwer vereinbar. Die Hoffnung (von Lévi-Strauss oder Jakobson), dass die Semiologie einen ähnlichen Status haben könnte wie eine Naturwissenschaft, wäre, wenn überhaupt, nur dann aufrechtzuerhalten, wenn sie das Reale kappen würde.

Ein Blick auf Esskultur: Zu Gast bei Giacomo Casanova

Esskultur ist ein breites und großes Thema, das nur exemplarisch abgearbeitet werden kann, Casanova steht hierbei für vormodernes Essen, das mit dem modernen Essen kontrastiert wird.

Üblicherweise können wir, die Verehrerinnen und Verehrer der Esskultur, uns darauf ohne große Worte verständigen, dass es sich bei der Esskultur um eine gute Sache handelt und dass die Esskultur anteilig verloren gegangen ist. Auf Giacomo Casanova zu verweisen, wäre in diesem Sinne eine Erinnerungsarbeit, einer Zeit zu gedenken, in der Esskultur zelebriert worden ist. Doch ganz so einfach ist es nicht. Esskultur muss auch in dem Zusammenhang gesehen werden, was sie verbirgt und nur mühsam überdeckt.

9.1 Eine große Liebe

Henriette gehört zu den Frauen, die Casanova mit am meisten liebte, zumindest, was er darunter verstand. „Die Geliebte des Offiziers hatte mein Interesse bereits geweckt, als die Decke sie noch verhüllte. Sie gefiel mir, als sie ihren Kopf hervorstreckte, und noch viel mehr, als sie aufgestanden war; aber sie krönte ihr Werk, als sie bei Tisch eine Art von Geist entwickelte, der mir überaus gefiel..." (Casanova 1985, Band 3, S. 50). Er verliebt sich in sie, als er sie noch gar nicht enthüllt sah. Die Imagination macht ihn verliebt. Im Rahmen der Psychoanalyse würden wir das als Übertragung begreifen: Auf einen anderen Menschen werden unbewusst Bilder aus der Vergangenheit übertragen. (Verliebtsein funktioniert immer so.) Er beschreibt nie ihren Körper. Er besitzt keinen am Playboy geschulten Blick. Über

© Springer Fachmedien Wiesbaden 2015
C. Klotter, *Fragmente einer Sprache des Essens*,
DOI 10.1007/978-3-658-07065-6_9

Seiten hinweg reproduziert er dagegen die Dialoge, die er mit ihr geführt hat. Es ist ihr Geist, ihr Witz, ihr Wissen, das ihn in den Bann zieht. „Eine Schöne ohne aufgeschlossenen Geist hat schließlich, nach dem sinnlichen Genuss ihrer Reize, einem Liebhaber nichts mehr zu bieten" (Casanova 1985, Band 3, S. 82). Sex ohne Geist ist schnell langweilig. Nur der Geist regt dauerhaft an. Dasselbe gilt für das Essen. Die schlichte Befriedigung körperlicher Bedürfnisse ist langweilig. Auch das Essen muss kunstvoll sein, voller Esprit. Es muss eingenommen werden mit geistvollen Menschen, die amüsant und klug sich unterhalten können. Den Geist, den Henriette hat, den entfaltet sie bei Tisch.

Sich selbst gestalten, aus sich ein Werk zu machen, ein Kunstwerk, das ist eine Idee, die in der Renaissance geboren worden ist, nicht einfach verweisen auf den Stand, aus dem jemand kommt, sondern aus sich etwas machen, ein möglichst schönes und vollkommenes Werk. Auch daher ist die reine Natur, das Ungeformte uninteressant und langweilig. Ein interessanter Mensch zu sein, das fällt niemandem in den Schoß und ist durch die Geburt nicht vorgegeben, nein, es ist harte Arbeit. Hinter dem Amüsanten steht die Anstrengung. Die harte Arbeit muss als etwas erscheinen, das einem leicht fällt.

Über den Sex wird bei Casanova eher taktvoll geschwiegen. Vielleicht ist er auch der Rede nicht wert. „Die Freude, die meine Seele überflutete, wenn ich mich am Tage mit ihr unterhielt, war weit größer, als wenn ich sie während der Nacht in meinen Armen hielt" (Casanova 1985, Band 3, S. 81). Das Drumherum um das in den Armen Halten ist das Aufregende und Entscheidende. Zu einer Wäscheverkäuferin sagt Casanova: „Ich brauche feines Leinen, um zwei Dutzend Hemden für eine Dame zu machen, Bombasin für Unterröcke und Korsette, Musselin, Taschentücher und noch verschiedenes anderes, das sie hoffentlich auch führen" (Casanova 1985, Band 3, S. 72). Der Herr hat nicht nur Ansprüche, er kennt sich auch aus in den Stoffen, in der Einrichtung von Häusern, in den Weinen, etc.

9.2   Ars erotica und Essen

Der Name Casanova steht für den Typus eines Frauenheldes, eines Fraueneroberers mit unzähligen Affären, wie wir heute sagen würden. Es reicht völlig aus, seinen Namen zu hören, um vermeintlich zu wissen, wer er ist. Ein Frauenheld ist ein Frauenheld, ob in der Steinzeit, im Barockzeitalter oder heutzutage. Bewunderung wie Verachtung sind mit seinem Namen verbunden – Bewunderung, wie viele Frauen er *herum gekriegt* hat, Verachtung für ein verkommenes Subjekt, das bürgerlichen Gepflogenheiten nicht folgt, dem die eigene Familie nicht das wichtigste ist, nicht das Eigenheim im Grünen, nicht die liebevolle Ehefrau, die sich rührend und aufopferungsvoll um die beiden mehr als talentierten Kinder kümmert. Und es mischt sich beim Hören seines Namens auch ein wenig Belustigung bei. Warum ist ein Frauenheld so sehr darauf angewiesen, sich ständig zu beweisen? Warum hat er das so nötig? Warum hat er diese Marotte? Diesen Spleen?

Stimmt, das 18. Jahrhundert, in dem Casanova lebte, war noch gar nicht vom Bürgertum beherrscht. Also sollten wir ihn eigentlich nicht an bürgerlichen Maßstäben messen. Oder sind diese universal gültig? Natürlich nicht!

Eines sei schon einmal mitgeteilt. Casanova ist nicht Don Juan. Letzterer erobert Frauen, um sie zu zerstören. Casanova dagegen ist den Frauen zugetan. Er ist ein Liebender. In der Regel.

An seinem Lebensabend schreibt Casanova seine Memoiren: „Geschichte meines Lebens". In 12 Bänden. Er schreibt, um sein Leben nochmals zu genießen. Er schreibt relativ wenig über den Sex, aber sehr viel über Lebensmittel, Zubereitung von Essen, über Geschirr, Inneneinrichtungen, etc. Das liegt einerseits daran, dass die Sexualität noch nicht eingespannt war in eine Geständnisprozedur (Foucault 1977a). Wir haben heute Sex, um nachher darüber berichten zu können, sei es in der Talk-Show oder im Freundeskreis. Wir definieren unsere Persönlichkeit darüber, welchen Sex wir haben. Casanova war dies fremd, von Grund auf fremd. Das liegt andererseits daran, dass Casanova noch im Zeitalter der ars erotica lebte, einer Liebeskunst, und keiner Verwissenschaftlichung und Biologisierung der Sexualität. Ars erotica bedeutet nicht das schnelle Abenteuer, die schnelle Nummer, die rasche Triebbefriedigung, sondern die Kunst des Wartens und die Einbettung der Liebe in ein Gesamtkunstwerk, bestehend aus einem schönen Haus, einer schönen Inneneinrichtung, schönem Geschirr, guter Küche mit erlesenen Zutaten. Casanova kann ein halbes Jahr warten, um sich auf sie vorzubereiten, um ein entsprechendes Haus zu mieten, um einen Koch einzustellen, um Probe zu kochen. Erst in diesem Rahmen gibt es das, was sich so unklar Liebe nennt. Casanova hatte auch kurze Affären, aber sie stehen nicht im Zentrum seines Lebens. Dieses gehört der ars erotica. „Der sinnenfreudige, denkende Mensch verachtet die Gefräßigkeit, die Hurerei und die brutale Rache in einer ersten Zornesaufwallung. Er ist vielmehr ein Feinschmecker..." (Casanova 1985, Band 4, S. 43). Und: „Wir erdulden den Hunger, um das Fleischgericht besser zu genießen; wir zögern den Höhepunkt der Lust hinaus, um sie zu steigern" (Casanova 1985, Band 4, S. 43).

Ars erotica kennt also nicht den modernen Mythos, dass der Trieb nur das eine will: die sofortige Befriedigung. Casanova fiel das Warten nicht schwer, er genoss es, die Vorfreude. Das gilt auch für das Essen. Das, was wir heute Sex nennen, wurde nicht biologisch gedacht, sondern als soziales Ereignis. Ein soziales Feld beobachtete und nahm daran teil, ob und wie es Casanova schaffte, eine Bande mit einer Frau einzugehen. Es war eine Art von öffentlichem Theater, von gesellschaftlichem Amüsement, als es den Fernseher und Social Media noch nicht gab. Das theatrum mundi als grundlegende Idee des Barockzeitalters bildete die Grundlage für das amouröse Abenteuer als soziales Ereignis. So wie der Souverän Gott auf Erden repräsentierte, Ludwig XIV tat dies heiter 55 Jahre lang, so war das gesamte irdische Dasein als ein Theaterstück konzipiert, in dem Casanova etwa den galanten, wortgewandten, aber auch leidenschaftlichen Edelmann überzeugend spielte. Von Innerlichkeit keine Rede, zumindest nicht wie heute, wo wir unsere Identität auf unser Innenleben stützen, auch nicht vom Wesen des Menschen. Casanova war so einerseits nur brillante Oberfläche, andererseits gesegnet mit der Fähigkeit zur Introspektion (siehe weiter unten). Das erlesene Essen, die herausragenden Zutaten, perfekte Tischmanieren, die Fähigkeit, mit seinen Worten den gesamten Tisch zu unterhalten und zu erheitern – all dies diente nicht nur dem amüsanten Zeitvertreib, sondern auch der Repräsentation des eigenen Standes, der eigenen Größe, seiner Ehre.

Vor nichts fürchtete sich das Barockzeitalter mehr als vor dem Fall des Vorhangs. Was passiert, wenn das repräsentative Theater vorbei ist? Das reine Nichts schleicht sich in das Leben. Davor fürchten sich die Menschen. Das ist der barocke horror vacui (Bauer 1992). So kann Casanova schreiben: „Ich war mit Henriette sehr glücklich und sie ebenso mit mir; nie wurde unsere Zufriedenheit durch eine Minute der Verstimmung oder der Langeweile oder durch ein ungutes Wort getrübt" (Casanova 1985, Band 3, S. 91).

9.3   Das Ende der ars erotica

Die Romantik macht dem Anschein nach Schluss mit dem Theater und der Repräsentation. Die Etikette, das aufwändige Essen, großartige Menüs, wunderbares Geschirr – Müll aus der Feudalzeit. Die Repräsentation wird ersetzt durch den Kultus der Innerlichkeit, der Authentizität und der Freundschaft/Seelenverwandtschaft. Für das Essen bedeutet das nichts Gutes. Inspiriert durch ihr großes Vorbild Goethe setzen die Frühromantiker auf einfaches Essen, schmucklos, natürlich. In Goethes Werther wird mal Schwarzbrot gegessen, mal Früchte, mal Milch, aber es gibt keine aufwändigen Kompositionen, keine Kochkunst, keinen Luxus. Carême hat in Deutschland nichts zu suchen. So halten es auch die Frühromantiker: Schlegel, Tieck, Novalis, Wackenroder. Tischmanieren und Tischsitten gelten als Schnickschnack, als spießig, als überholt.

Wenn Gott tot ist (Nietzsche), dann ist es mit der Repräsentation vorbei, weil diese ohne Transzendenz nicht funktioniert, nicht ohne den Verweis auf das unbegreiflich andere, dem es Form zu geben gilt, in dessen Name es zu leben gilt. Dann lohnt der ganze Zauber um das gute Essen, um die schönen Tischsitten nicht mehr, auch deren Strenge ist sinnlos. Anstelle Gottes tritt der autonome, vernunftgesteuerte Mensch, geboren aus Hybris und Not, heraus geschleudert aus dem transzendentalen Bezug, verwiesen auf sein inneres Wesen als haltgebende Instanz, der sich gesund ernähren soll (Vernunftimperativ), aber seinen eigenen Ansprüchen nicht genügend, bulimisch vor sich hin vegetiert, nach außen den Schein wahrend, innerlich verwahrlost den eigenen Triebimpulsen ausgesetzt:

> Ich weiß schon am Morgen, dass es passiert, hänge den ganzen Tag rum, denke darüber nach, dass, wenn ich es nicht schaffe, nichts zu essen, was ich dann abends essen könnte. Es kommt darauf an, wann ich nach Hause komme, all meine Gedanken drehen sich um das Essen. Ich versuche nur so viel zu essen, wie ich es noch okay finde, aber alleine bei dieser Portion habe ich schon ein schlechtes Gewissen, ein Gefühl des Scheiterns. Während des Essens werde ich immer kompromissbereiter ...

So unorganisiert strukturlos, so fern einer Esskultur diese bulimische Frau erscheint, so ergeben sich dennoch Muster, säkularisierte Muster christlicher Religion, in diesem Fall der Sünde, der Sünde des Essens. Sie, die Bulimikerin, hat vor, gar nichts zu essen, was natürlich nicht gelingen kann, sie ist besessen von dem Thema Essen, sie schafft es nicht, nichts zu essen, im Gegenteil, sie schlägt richtig zu, dabei gepeinigt von schlechtem Gewissen und unglaublicher Lust. Doch dann meldet sich die Pein. Sie bestraft sich mit körperlichen und seelischen Schmerzen für ihre Sünde. Erst wenn alles wieder raus ist, ist sie erleichtert und gereinigt. Dann kann es wieder von vorne beginnen. Da capo al fine. Der lineare Zeitbegriff naturwissenschaftlichen Fortschritts wird durchkreuzt durch endlose Schlaufen sich wiederholender Sünden.

Die Einwände vorwegnehmend: Ja, es gibt noch christliche Kirchen, ja, es gibt noch Repräsentation, wenn ich mir etwa einen Porsche kaufe oder im Luxus-Restaurant diniere. Aber daneben oder mitten durch sie hindurch steht der romantische Einfluss. Mit dem Porsche kann ich auch zu einem Fast Food Restaurant fahren. Dann ist dies besonders cool und lässig.

9.4   M.M.

Die Nonne M.M., die er in der Kirche gesehen hatte, in die er sich verliebt hat, um die er buhlt, besitzt die Unverschämtheit, ihn bei ihrem ersten anberaumten Treffen in ihrem Kloster nicht nur warten zu lassen – über eine Stunde -, um dann schließlich gar nicht zu kommen. „Empört und erniedrigt, wie ich war, empfand ich zuerst nichts als Selbstverachtung, eine finstere Verachtung, die an Abscheu grenzte. Die zweite Empfindung war eine hochmütige Entrüstung über die Nonne, die ich verurteilte, wie sie es anscheinend verdiente, als verrückt, erbärmlich und schamlos" (Casanova 1985, Band 4, S. 29). Wie zu sehen ist, kann Casanova seine eigenen Gefühle lesen und das mit einer gewissen Ironie. Dies betrifft in diesem Falle seine narzisstische Anfälligkeit, wie wir es heute nennen würden. Zu Zeiten Casanovas wäre von verletzter Ehre gesprochen worden.

Die Liebe zu M.M. scheint zunächst unter keinem guten Stern zu stehen. Doch dann wendet sich das Blatt. Zunächst. Er besucht sie nochmals im Kloster, sie verspricht ihm, ihn in zwei Tagen in ihrem Landhaus zu empfangen. „Die Freude und die Ungeduld ließen mich an diesen zwei Tagen weder essen noch schlafen" (Casanova 1985, Band 4, S. 42). Dann ist es endlich so weit. Aber zuerst wird gegessen. „Das Geschirr war aus Sèvres-Porzellan. Das Abendessen bestand aus acht Gerichten; sie standen auf silbernen, mit heißem Wasser gefüllten Untersitzen, welche die Speisen warmhielten. Es war ein köstliches und erlesenes Essen … Wir tranken nur Burgunder, leerten eine Flasche Champagner und zur Aufmunterung noch eine Flasche Schaumwein" (Casanova 1985, Band 4, S. 49). Zum Nachtisch gibt es dann noch Punch.

Menschen aus unserer Zeit wären, hätten sie dieses Quantum an Alkohol konsumiert, vermutlich stockbetrunken und könnten sich gerade noch ins Bett schleppen. Bei Casanova und M.M. beginnt dagegen erst die Liebesnacht, die jedoch trotz seiner größten Bemühungen zur Finalität nicht gelangt. Aber sie verspricht ihm, ihn am übernächsten Tag in Venedig in seinem Haus zu besuchen und ihn glücklich zu machen. Casanova hat aber kein Haus. „Ich musste rasch handeln, denn mir gehörte kein Haus" (Casanova 1985, Band 4, S. 56). Das Haus, das er mietet samt Koch, hat fünf Zimmer, „die mit erlesenem Geschmack möbliert waren. Alles und jedes war vorbedacht für die Freuden der Liebe und der guten Tafel" (Casanova 1985, Band 4, S. 57). Er isst Probe, um den Koch zu instruieren, was er zu verbessern hat. Die Gänge werden „auf sächsischem Porzellan gereicht, Wildbret, Stör, Trüffeln, Austern, dazu vortreffliche Weine" (Casanova 1985, Band 4, S. 58). In einem Spiegelsaal, in dem sich M.M. selbstverliebt aus vielen Perspektiven sehen kann, sitzt Casanova auf einem Hocker und sieht sie an: „Eine rosenfarbene Jacke aus kurzgeschorenem Samt, an den Rändern mit Goldplättchen bestickt … Hosen aus schwarzem Atlas, Venezianer Nadelspitzen, Brillanten-Ohrringe … (Casanova 1985, Band 4, S. 60), und nicht zu vergessen in den Seitentaschen „Pistolen mit flachem Federzünder, feinste englische Arbeit" (ebd.). Wie schon erwähnt, Casanova beschreibt nicht für eine Sekunde ihren nackten Körper, vielmehr ihre luxuriöse Kleidung, die sein Begehren zusätzlich entfacht. Verblüffend, welche Kompetenzen Casanova hat. Er ist nicht nur ein Fachmann in Sachen Kleidung, sondern auch bezüglich Schusswaffen. Er beobachtet sie, sie nicht ihn. Er ist quasi der Kameramann, und sie das Model. An diesem Geschlechterverhältnis hat sich bis heute nichts verändert.

Die Anmut der Liebe zwischen Casanova und M.M. erhält Dämpfer. Schwere Dämpfer. Sie weiht ihn ein, dass bei einer ihrer Liebesnächte ihr Freund und Gönner heimlich zugesehen hat. M.M. schlägt ihm vor, einen Abend mit ihm und C.C., einem 15jährigen Mädchen, mit dem Casanova bereits angebandelt hatte, zu verbringen. Casanova will eigentlich nicht, aber kann sich auch nicht entziehen. Er darf sich M.M. gegenüber nicht als eifersüchtig erweisen (Casanova beansprucht C.C. für sich, muss sie aber mit M.M. teilen und potenziell mit ihrem Gönner), weil das eine Schwäche für ihn gewesen wäre. „Aber das konnte das Erkalten meiner Gefühle sowohl für die eine wie für die andere zur Folge haben" (Casanova 1985, Band 4, S. 128). Es folgt eine Nacht mit M.M., C.C. und Casanova mit wildem, relativ ausführlich beschriebenem Sex, wie wir heute sagen würden. Danach beurteilt Casanova M.M. auf folgende Weise: „Ihr Temperament jedoch, das ihren Verstand zum Sklaven machte, verführte sie zu Exzessen" (Casanova 1985, Band 4, S. 136). Würde nun C.C. schwanger sein, dann wäre ihr Leben ruiniert. Dasselbe gilt für M.M. Letztere erkrankt schwer und fürchtet um ihr Leben.

Es folgen weitere Schreckensbilder. Eine Kurtisane wird vor ihrem Tod von Casanovas Freund, dem Engländer Murray, beglückt. „Es war eines der erregendsten Schauspiele meines ganzen Lebens. Der Krebs hatte ausgehend von der Speiseröhre, die Nase und die Hälfte der schönen Frau zerfressen" (Casanova 1985, Band 4, S. 153). Dann stellt es sich heraus, dass M.M. ihren Körper gegen Geld vermietet.

9.5 Was bleibt?

Henriette – Casanova berichtet von ihr als vollkommener Geliebten, auch wenn das Glück nur drei Monate anhalten sollte. Nichts war düster oder grauenhaft, alles anmutig und lieblich, in Honig getaucht, mit gutem Wein abgeschmeckt. Die Geschichte mit M.M. dagegen ist zutiefst ambivalent, reizend und schreckenserregend, getrennt durch einen Kipppunkt, von dem an alles dem Abgrund entgegen treibt. An dem Tag, an dem ihr Geliebter und Gönner abreist und sie verlässt, ab dem Tag wird alles dunkel. *The empire of dirt* würden Nine Inch Nails sagen und singen. Aber eindringlicher ist die Coverversion von Jonny Cash.

Was will uns das bezogen auf die Esskultur sagen? Sie dient auch zur Abschirmung gegen das *empire of dirt*. All die schönen Gläser, das gute Geschirr, die edlen Weine, die wohlschmeckenden Austern, sie sind ein Schutzschirm gegen den Schmutz, den dann doch jedes auch noch so gute Essen hinterlässt. All die feinen Manieren, die witzigen und intelligenten Gespräche bei Tisch, sie können nicht verhindern, dass das, was zwischen den Menschen passiert, auch billig, tierisch und grauenhaft ist. Die Höflichkeit, nichts als dünner Firnis über der rohen und primitiven Wesensart des Menschen, die wir gerade deshalb so dringend benötigen. Aber dabei müssen wir wissen, dass es Makulatur auch ist, reine Oberfläche, die ein wenig schützt, wenn wir das Gegenteil mit denken können und nicht verwerfen müssen.

So nimmt es nicht mehr wunder, dass die deutsche Frühromantik auf der Achse Berlin – Jena die Manieren über Bord werfen wollte und zum einfachen Essen zurückkehrte, letztlich auch in dem Hass auf Paris und Frankreich. Den Manieren wurde vorgeworfen zu lügen, weil das *empire of dirt* damit einfach übersehen wurde – im Sinne einer vergeblichen Hoffnung. Die Romantik war so in gewisser Weise ein Versuch der Integration: auch die negativen Gefühle einbeziehen, nicht nur das Leben, sondern auch den Tod zu sehen, wenn ihn nicht gar wie Novalis zu verehren.

Wenn wir im Sinne Darwins anerkennen, dass wir Menschen vom Tier abstammen, dann können wir auch Esskultur gutheißen, wissend, dass es das andere gibt.

Ernährungspsychologie 10

10.1 Einige Grunddimensionen

Im Folgenden soll gebündelt und um einige Aspekte erweitert werden, wie die Zusammenhänge zwischen Psyche und Essen konzipiert werden können.

Es ist banal und frei von einem Bezug zur Psychologie, wenn wir sagen: Wir müssen essen, um als Individuen zu überleben. Doch schon in der anschließenden Frage: Was veranlasst Menschen dazu zu essen, werden Themenfelder der Psychologie berührt. Sigmund Freud beantwortete diese Frage vor ca. 100 Jahren auf diese Weise: Weil es für die Menschen lustvoll ist zu essen, tun sie dies auch. Er sprach gar von dem Mund als erogener Zone und erntete damit einen Sturm der Entrüstung. Schließlich unterstellte er Kleinkindern, dass sie sexuelle Wesen seien. Klar ist auf jeden Fall, dass es Kleinkindern, aber auch Erwachsenen, Spaß macht zu essen. Ist dies bei Kleinkindern bei Ausnahmen nicht so, dann stellt das für dieses Kind eine ernsthafte Bedrohung des Verhungerns dar.

Es gibt noch andere psychologische Einflüsse auf das Essverhalten, die eng mit der Menschheitsgeschichte verbunden sind:

Der ritualisierte Konsum von Lebensmitteln etwa mittels Opferungen, mittels Geräten und Handwerkzeug wie Messer, später mittels der Reproduktion der sozialen Ordnung bei Tisch, mittels Manieren, stellt eine der zentralen Kulturleistungen des Menschen dar. Damit ist die fundamentale Differenz zum Tier markiert (C. Lévi-Strauss). Der Mensch möchte mehr sein als ein Tier, er möchte sich über es erheben. Sein Narzissmus erlaubt es nicht, nur ein Tier zu sein. Daher waren viele Menschen im 19. Jahrhundert schwer erschüttert, als Darwin behauptete, dass der Mensch vom Tier abstamme.

© Springer Fachmedien Wiesbaden 2015
C. Klotter, *Fragmente einer Sprache des Essens*,
DOI 10.1007/978-3-658-07065-6_10

Das jeweils an Lebensmitteln Erlaubte und Verbotene definiert eine bestimmte Kultur. Wir werden Teil einer bestimmten Kultur, wenn wir uns an diese Regeln halten, und grenzen uns von anderen Kulturen ab. So gewinnen wir also unsere kulturelle Identität.

Menschliche Kulturen unterscheiden sich dahingehend, welchen Stellenwert die Mäßigung besitzt. Für die antiken Griechen war es wichtig, sich bei Tisch, aber nicht nur da, zu mäßigen, um damit zu zeigen, Herr über die eigene Natur zu sein. Für unsere Vorfahren, die Germanen, war nur derjenige ein richtiger Mann, der maximal viel essen und trinken konnte. Mit dem Konsum von Lebensmitteln regulieren wir auf historisch unterschiedliche Weise unsere innere Natur. Der spezifische Umgang mit der eigenen Natur konstituiert eine spezifische menschliche Subjektivität. Wenn in unserer Kultur zwei an sich nicht kompatible Ernährungstraditionen unser Essverhalten beeinflussen: Griechen und Germanen, dann ist es unsere alltägliche Aufgabe, aus dem Inkompatiblen einen Kompromiss zu formen. Auch das ist Identitätsarbeit.

Essverhalten ist stets eine Gratwanderung zwischen Sicherheit und Risiko. Kinder bevorzugen Süßes, weil das Süße in der Regel nicht das Giftige ist. Kinder essen das, was ihre Eltern essen, weil sie dann davon ausgehen können, dass es nicht giftig ist. Schließlich leben die Eltern noch. Aber ohne das Eingehen eines Risikos müssten wir immer dasselbe essen. Das wäre langweilig. Wer kein Risiko eingeht, ist schon tot, meinte C. G. Jung. Das riskante Essen ist alleine dadurch, dass es riskant ist, Spaß.

Der riskante Konsum (Sushi aus rohem Fisch, ein Bier zu viel, ein XXL-Schnitzel) stellt eine souveräne Geste dar (G. Bataille), der Genuss ist der prototypische Akt, um unsere Unabhängigkeit zu demonstrieren (E. Lévinas), gerade dann, wenn als ungesund etikettierte Lebensmittel verzehrt werden. So oszillieren wir Menschen zwischen dem Einhalten von gesellschaftlichen Regeln und der notwendigen Überschreitung der Regeln. Beides gibt uns Identität, im ersten Fall durch Zugehörigkeit zu einer Gesellschaft, im zweiten Fall durch eine individuelle Identität.

Essen besitzt ein Janus-Gesicht. Es wird in Kochshows zelebriert, ist allgegenwärtig in den Medien, ohne es wäre keine Feierlichkeit wie Weihnachten zu denken, und dennoch scheint überall die Gefahr des übermäßigen Konsums zu lauern, der etwa verhindert, dass wir dem vorherrschenden Schlankheitsideal entsprechen. Die Vorbehalte gegenüber dem Konsum haben eine lange Tradition. Mit dem von Pythagoras und Platon etablierten Dualismus zwischen Seele und Körper, mit dem erklärten Primat der Seele wird der Körper diskreditiert. Der Körper ist das Gefängnis der Seele, meint Platon. Ihn zu nähren, geht zu Lasten der Seele. Sie läuft Gefahr, von ihm verunreinigt zu werden, der zufriedene Körper erschwert oder verunmöglicht gar den guten Kontakt zu den Göttern, der dicke Körper hindert am Aufstieg zu den Göttern. Diese Denkfigur durchzieht, vermittelt durch das Christentum, die gesamte abendländische Geschichte, führt unter anderem dazu, dass in Goethes Werter nur schlichtes Brot gegessen wird, dass von den deutschen Frühromantikern bis zur 68er Generation der Konsum abgelehnt wird. Aus Platons Annahme, der Körper sei das Gefängnis der Seele, ist dann geworden: Der Kapitalismus ist das Gefängnis der Seele. Die Konzeption der Beziehung von Leib und Seele determiniert so Konsum.

Der Akt des Essens ist nur möglich mit dem Zerstören anderer Lebewesen, seien diese Tiere oder Pflanzen. Essen ist damit prinzipiell mit Schuld verbunden. Dies betrifft auch diejenigen, die sich von Schuld freisprechen wollen: die Veganer. Wie eben angedeutet, war früher eine Form von Schuldabwehr das den Göttern opfern. Die Frage ist daher provoziert: Wie verarbeiten wir heute diese Schuld? Das ist eine nicht leicht zu beantwortende Frage.

Die Schuldverarbeitung oder Schuldverleugnung hat nicht nur Konsequenzen für den Konsum, sie hat auch unmittelbare Auswirkungen auf die Psyche. So ist etwa Verleugnung mit einem Aufwand verbunden. Es ist anstrengend zu verleugnen. Es verhindert Einsicht in eine grundlegende Tatsache, dass wir uns grundsätzlich mit Essen schuldig machen. Es verhindert das Bemühen um Wiedergutmachung: in einem guten Umgang mit Nutztieren, in dem Bemühen, qualitativ gute Lebensmittel herzustellen, in der Umsetzung einer nachhaltigen Ernährung, in der Anerkennung des Sachverhalts, dass unser (in der sogenannten ersten Welt) Fleischkonsum dazu führt, dass Menschen in der sogenannten dritten Welt verhungern. Schuldverleugnung mündet in der geringen Wertschätzung von Lebensmitteln. Die Wegwerfmentalität ist aus der Schuldverleugnung geboren.

10.2 Ernährungspsychologie

Die Ernährungspsychologie ist eine Teildisziplin der Psychologie wie die Allgemeine Psychologie, Sozialpsychologie oder Persönlichkeitspsychologie. Aus dieser Aussage wird deutlich, dass sich die Psychologie wie viele andere Wissenschaften ausdifferenziert hat und je nach Themenfeld methodisch unterschiedlich vorgeht. Anders als etwa die Sozialpsychologie hat sich die Ernährungspsychologie im Fächerkanon der Psychologie an Universitäten nicht fest etabliert, ist so eher ein Orchideenfach und am ehesten noch mit der Gesundheitspsychologie verbunden, die als eigenständige Disziplin auch noch nicht über einen festen Platz im Lehrangebot verfügt.

Die Psychologie und die Ernährungswissenschaft sind Kinder des 19. Jahrhunderts in ihrem Selbstverständnis als Naturwissenschaft. Die Psychologie hat sich herausgelöst aus der Philosophie (Schmidt 1995), die Ernährungswissenschaft hat die Diätetik als vorherrschendes Paradigma ersetzt. Die Diätetik, zu übersetzen als die Lehre von der Lebensweise, hat das abendländische Gesundheits- und Krankheitsverständnis ca. 2500 Jahre bestimmt, ebenso die entsprechenden Interventionskonzepte (Klotter 1990). Die Leitfrage der Diätetik lautet: Was muss ich angesichts bestimmter Umweltbedingungen wie Jahreszeit und Klima tun, wie muss ich mich bewegen, ernähren, schlafen, etc., um gesund zu bleiben? Die Diätetik ist bestimmt vom Denken einer Mensch-Umwelt-Interaktion. In einem ersten Schritt machen die naturwissenschaftliche Ernährungswissenschaft und die Psychologie damit Schluss. Die Ernährungswissenschaft untersucht die Inhaltsstoffe der Lebensmittel, versucht zu eruieren, wie der Organismus welche Lebensmittel verarbeitet, welche Inhaltsstoffe der Mensch in welchem Umfang braucht, welche menschliche genetische Ausstattung welche Lebensmittel in welchem Quantum erfordert. Die Psychologie sucht universal geltende unilineare Gesetzeszusammenhänge, etwa psychophysikalische wie das von Fechner (Myers 2005). Der Ernährungswissenschaft und der Psychologie gemein ist das Experiment als Forschungsparadigma. Entsprechend dieser Forschungslogik kann die Ernährungspsychologie fragen: Welche Emotionen sind mit welchem Essverhalten verbunden? Welche psychischen Variablen führen zu einem gestörten Essverhalten? Anders als bei psychophysikalischen Zusammenhängen gibt es bei diesen Fragen jedoch keine universal geltenden Gesetzesantworten. Weder die Emotion Ärger oder Langeweile oder Enttäuschung führt bei allen Menschen zu einem verstärkten oder geminderten Essverhalten. Auch für eine bestimmte Essstörung lässt sich nicht *die* psychische Ursache finden. Das naturwissenschaftliche Denken stößt an seine Grenzen beim Zusammenhang zwischen Psyche und Essen. Die Komplexität somatischer, psychischer und sozialer Wirkzusammenhänge ist viel zu groß, um unilineare Gesetzesaussagen treffen zu können. Nomothetik muss also um eine idiographische Vorgehensweise ergänzt werden, um das Themenfeld Psyche und Essen erkunden zu können. Wird den drei Dimensionen Soma, Psyche, Soziales die kulturelle hinzugefügt, wird alleine schon ersichtlich, dass etwa der Begriff Essstörung zu hinterfragen ist, weil in unterschiedlichen kulturellen Kontexten das, was wir Anorexia nervosa nennen, eine Heilige auszeichnet (Habermas 1994), das, was wir als Bulimia nervosa bezeichnen, zur kulturellen Norm hinzugehört (Habermas 1990).

Im grundlagenwissenschaftlichen Diskurs der Ernährungswissenschaft stellen psychische, soziale und kulturelle Einflüsse tendenziell Störvariablen dar, die das Wirken der reinen Natur beeinträchtigen. Insofern nimmt es nicht wunder, dass Ernährungspsychologie, Ernährungssoziologie und Essen als Thema der Kulturwissenschaften eher randständig sind und als randständig wahrgenommen werden. Dass diese dennoch gebraucht werden, liegt daran, dass mit Hilfe und im Rahmen des grundlagenwissenschaftlichen Diskurses der Ernährungswissenschaft zahlreiche gesellschaftliche Ernährungsprobleme nicht gelöst werden können: Warum ernährt sich die Bevölkerung nicht kognitiv gesteuert entsprechend den Empfehlungen der Ernährungsexperten? Warum stieg zumindest bis vor kurzem die Prävalenz der Adipositas? Warum nehmen Essstörungen und die Tendenzen zu Essstörungen bei Kindern und Jugendlichen zu? Warum ist die traditionelle Ernährungskommunikation gescheitert? Warum werden genau diese Bevölkerungsgruppen mit Ernährungsinterventionen nicht erreicht, die sich in den Augen der Experten besonders ungesund ernähren (Präventionsparadox)?

Um diese Fragen beantworten zu können, bedarf es der kulturwissenschaftlichen (Wierlacher et al. 1993), der philosophischen (Lemke 2007), der soziologischen (Barlösius 2011) Perspektive, und eben nicht zu vergessen, der ernährungspsychologischen.

10.3 Genealogie der Ernährungspsychologie

Auch wenn die Ernährungspsychologie eine relativ neue Disziplin darstellt und in Deutschland vor allem mit dem Namen Volker Pudel verbunden ist, so blickt sie doch in verschiedenen Varianten auf eine lange Geschichte zurück. Ersichtlich wird, dass es wie in der Psychologie üblich, nicht nur unterschiedliche Teildisziplinen gibt (siehe oben), sondern auch unterschiedliche Zugänge. Es existiert somit nicht *die* Psychologie, sondern mehrere Schulen.

Die Geschichte der Ernährungspsychologie beginnt mit der Psychosomatik, die ursprünglich wiederum eng mit der Psychoanalyse Freuds verbunden ist. Die Psychosomatik im Sinne Freuds fragt danach, welche unbewussten, psychischen, neurotischen Konflikte zu welchen körperlichen Symptomen führen. Diese werden als sinnvolle begriffen, das heißt, sie tragen in sich den unbewussten Sinn des neurotischen Konflikts. Damit lassen sie sich deuten oder dechiffrieren. Der Körper kann bei den Nachfolgern Freuds gelesen werden wie ein Indexkatalog: Sage mir, welche Symptome Du hast, und ich sage Dir, welche psychische Störung Du hast – dies war etwa die Position des Psychosomatikers Franz Alexander (1978). Mittlerweile ist klar, dass sich unter ein und demselben Symptombild, ganz unterschiedliche Ursachengefüge verbergen können.

Für Freud hat die Adipositas mit Fixierungen in der oralen Phase zu tun. Entweder wird das Kleinkind überversorgt, nicht frustriert und damit nicht hinreichend aus der oralen Phase entlassen, weswegen es ein Leben lang beansprucht, versorgt zu werden. Oder es bekommt zu wenig emotionale Zuwendung in dieser Phase, weswegen es ein Leben lang die Defizite in dieser Phase auszugleichen versucht, und, Essen und Liebe verwechselnd, auf der unendlichen Suche nach Zuwendung ist und bleibt. Heute wird davon ausgegangen, dass Adipositas nicht primär eine psychogene Störung ist. Psychische Variablen können bei der Entstehung und Aufrechterhaltung der Adipositas eine unterschiedlich große Rolle spielen, sie müssen es aber nicht. Die Ansätze Freuds können so als mögliche Interpretationsfolien verwandt werden, besitzen aber keine universelle Gültigkeit.

Nach Freud, dem ersten Psychosomatiker, wurde mehr die umgekehrte Wirkrichtung berücksichtigt, der somatopsychische Zusammenhang: Wie wirken sich bestimmte Lebensmittel auf unser Verhalten und Erleben aus? Gibt es Essen, das unsere Stimmung hebt (Mood Food)? Gibt es Nahrung, die unsere Konzentration und Aufmerksamkeit verbessert (Brain Food)? Am bekanntesten wie auch am umstrittensten sind wohl in diesem Zusammenhang die Aphrodisiaka. Mitte des letzten Jahrhunderts wurde in der Forschung klarer, dass es nicht nur um unilineare Zusammenhänge wie psychosomatische oder somatopsychische geht, sondern somatische, psychische und soziale Faktoren in enger Wechselbeziehung stehen, die in ihrer Komplexität wissenschaftlich kaum beschreibbar sind. Ersichtlich wurde hierbei auch, dass die sozialen Faktoren die wichtigsten Determinanten für Gesundheit und Krankheit sind, was die WHO dazu veranlasst, immer wieder darauf hinzuweisen, dass nur durch die Reduktion der sozialen Ungleichheit die gesundheitliche verringert werden kann (Klotter 2010).

Eine Nachfolgerin von Freud, die Pionierin auf dem Gebiet der Essstörungen, Hilde Bruch, hat alle Formen gestörten Essverhaltens auf eine gestörte Mutter-Kind-Interaktion zurückgeführt. Lernt die Mutter nicht, die unterschiedlichen Unmutsäußerungen des Kleinkindes zu differenzieren – mal schreit es, weil es schwitzt, weil es Magenkrämpfe hat, weil es Hunger hat – und beantwortet sie alles unspezifisch mit der Gabe von Nahrung, dann wird das Kind nicht lernen, seine inneren Reize zu unterscheiden und wird ein Leben lang alle Formen von Missempfindungen mit Essen beantworten.

Für die Lerntheoretiker ist jedes Verhalten situationsspezifisch erlernt. Die dem Verhalten vorausgehenden Reize (Pawlow) und die Weise, wie das jeweilige Verhalten verstärkt wird (Skinner), determinieren das Essverhalten. Wenn ich nach einem anstrengenden Tag nach Hause komme, dann lächelt mich der Kühlschrank auffordernd und freundlich an (der Reiz, der dem Verhalten vorausgeht). Ich gehe, den Mantel noch anhabend zu ihm hin und verspeise 500 g Fruchtjoghurt im Stehen. Sofort fühle ich mich getröstet und beruhigt (mein Essverhalten wird positiv verstärkt). Bandura hat über Pawlow und Skinner hinausgehend das Lernen am Modell untersucht. Schaue ich mir einen Film an, in dem eine italienische Familie freudig zusammen am Tisch sitzt und isst, dann bekomme ich Hunger, weil diese Familie mein Rollenmodell wird. Mit der kognitiven Wende in der Psychologie haben Kognitionen stärkeren Eingang gefunden in die Ursachen- und Behandlungstheorien von Essverhalten. Kognitive Schemata und Skripte sollen unser Verhalten steuern, also Drehbücher, die wir in unserem Kopf haben und die verhaltenswirksam sind.

Sowohl Psychoanalyse als auch die Lerntheorien, respektive deren praktische Umsetzung in der Verhaltenstherapie, sind tendenziell individuumszentriert. Die systemischen Ansätze betrachten, wie der Begriff schon sagt, zuerst ein System wie etwa eine Familie und erst dann das Individuum. Erscheint ein Individuum als gestört, dann wird es als Symptomträger eines gestörten Systems begriffen. Mit diesen Ansätzen wird es möglich, Strukturen zu begreifen, die pathogen wirken. Damit wird das Individuum von individueller Schuld oder individuellem Versagen entlastet.

Zu den Interventionen: Die Psychoanalyse möchte unbewusste Konflikte mit Deutungen bewusst machen, damit es zur Auflösung der Symptome kommt. Sie arbeitet aber auch mit dem Containing, einem schutzgebenden Raum, in dem der Patient emotional nachreifen kann. Die Verhaltenstherapie setzt auf Techniken wie Reizentkopplung (Popcorn im Kino nicht mehr essen), Reizkontrolle (nicht große Vorräte an Lebensmitteln zu Hause lagern), alternative Reizverstärkung (anstelle sich mit Essen zu belohnen mit einem Spaziergang, einem Saunabesuch etc.), Selbstbeobachtung und neuer Selbstbewertung. Systemische Therapien behandeln das gesamte System wie etwa eine Familie und versuchen, gestörte Kommunikation zu thematisieren.

10.4   Aktuelle Ansätze

Derzeit wird davon ausgegangen, dass gesundheitspsychologische oder andere theoretische Modelle, etwa wie das medizinsoziologische Modell der Salutogenese von Antonovsky (1997), nicht nur dazu genutzt werden können, Ernährungs- und Gesundheitsverhalten erklären zu können, sondern auch Interventionen zu fundieren. Im deutschsprachigen Raum dominiert das gesundheitspsychologische Modell nach Schwarzer (2004), international ist das Transtheoretische Modell der Verhaltensänderung nach Prochaska (2008) von hoher Relevanz. Es beschreibt Stufen der Verhaltensänderung und entwickelt für jede Stufe konkrete Interventionen. Aktuelle motivationspsychologische Modelle wie etwa die von Gollwitzer und Oettingen (Oettingen 2011) fokussieren auf die Frage, wie Interventionen konkret verbal zu formulieren sind, damit sie zu Verhaltensänderung führen. Der Vorsatz zu Silvester „Ich will abnehmen" ist wenig wirksam. Hingegen: „Wenn ich zum Neujahrs-Brunch gehe, dann gehe ich als letzter zum Buffet und lege mir nur das auf den

Teller, was mir am besten schmeckt", ist geeigneter, Verhalten zu ändern – dies jedoch nur, wenn ich realistische Erwartungen habe, also nicht zu hohe, sondern für mich machbare.

10.5   Zur Interventionspraxis

Ernährungskommunikation und Ernährungsberatung sind nicht mehr offiziell, aber immer noch implizit mit einem bestimmten Kommunikationsmodell verbunden. Das folgende fiktive Beispiel bündelt dieses Modell:

Frau F. wird von ihrem Hausarzt darüber aufgeklärt, dass sie Adipositas hat und dass sie abnehmen muss. Zum Abschied drückt er ihr einen Flyer einer Krankenkasse in die Hand, den Frau F. am Abend im Kreis der Familie durchliest. Ab dem nächsten Tag wird fettreduziert gekocht, die Süßigkeiten für die Kinder werden nicht mehr eingekauft, deshalb von Frau F. nicht mehr heimlich verzehrt und vor dem Fernseher wird nicht mehr genascht. Innerhalb eines viertel Jahres hat Frau F. Normalgewicht.

An dieser Geschichte stimmt so gut wie gar nichts. Aber die Gesundheits- und Ernährungsexperten gehen teilweise immer noch davon aus, dass Ernährungskommunikation so funktioniert:

- Aus einer unspezifischen Aufforderung wird Handeln („Sie müssen abnehmen"). Mit Hilfe diverser gesundheitspsychologischer Modelle ist ersichtlich geworden, dass diese Aufforderung nicht funktioniert. Sie ist zu allgemein, nicht alltagsbezogen. Änderungen gehen nur dann, wenn sie konkret sind: Spaghetti Carbonara durch Spaghetti mit Tomatensauce ersetzen.
- Der Arzt ist die Autorität, dem der Patient Folge leistet. Das ist ein Mythos, der nicht (mehr) gilt. Die unzähligen verschriebenen und erworbenen Medikamente, die anschließend nicht genommen oder weg geworfen werden, sprechen Bände.
- Frau F. ist derselben Meinung wie ihr Arzt, dass ihre Pfunde purzeln müssen. Aber in der Regel ist die Motivation zur Gewichtsabnahme ambivalent: Einiges spricht dafür, vieles aber dagegen. Vielleicht fühlt sich Frau F. kerngesund und denkt nicht daran, abnehmen zu wollen. Vielleicht fühlt sie sich berechtigt gesund, weil eine Gruppe von Adipösen keine Krankheitsfolgen diesbezüglich kennt. Frau F. ist vielleicht auch deshalb nicht der gleichen Meinung wie ihr Arzt, weil sie ihn wegen ihres Migrationshintergrunds nicht verstehen kann, weil in ihrer Kultur oder sozialen Schicht über Adipositas anders gedacht wird. Da gilt Adipositas als schön.

- Kognitionen führen zum Handeln. Spätestens mit Volker Pudel müsste es Allgemeingut geworden sein, dass Essverhalten wenig kognitiv und sehr stark von Emotionen gesteuert wird. Der Flyer als Medium der Kognition wird also in der Regel wenig bewirken.
- Der Hausarzt von Frau F. rät ihr zur Gewichtsabnahme, ohne ihre Lebenswirklichkeit zu kennen. Er weiß nicht, dass ihr Mann arbeitslos geworden ist und ihr Sohn den Kontakt zu ihr abgebrochen hat. Er kann nicht wissen, dass ihre Gesundheit und ihr Gewicht derzeit für sie absolut keine Rolle spielen, beziehungsweise nur am Rande.
- Die Familie von Frau F. unterstützt sie begeistert in ihrem Vorhaben abzunehmen.

Gesundheits- und Ernährungsexperten liebten und lieben teilweise heute noch Frau F., weil dann ihre Tätigkeit so einfach und effektiv wäre. Es ist schwer, von Frau F. Abschied zu nehmen. Wer von ihr Abschied nehmen muss, weil Frau F. mit der Realität wenig zu tun hat, dem wird dann möglicherweise auch klar, dass Watzlawick recht hatte: Die Beziehung der beiden, die kommunizieren, determiniert den Inhalt der Kommunikation. Wenn der Hausarzt von Frau F. besserwisserisch und herablassend mit ihr spricht und Adipositas wie so viele nicht mag, dann ist Frau F. so wütend und gekränkt, dass seine Worte an ihr vorbeirauschen. Sie wird genau das Gegenteil von dem tun, was er ihr aufgetragen hat.

10.6 Essverhalten: rational oder emotional?

Die Psychologie war lange von dem kognitiven Modell geprägt. Das würde bedeuten, dass wir davon ausgehen, dass das Kauf- und Essverhalten rational gesteuert ist. Wir erwerben das, was uns am nützlichsten erscheint. Wir tun insgesamt das, was wir als vernünftig erachten. Sokrates, der mithin wichtigste Philosoph des Abendlandes, dessen Dialoge von Platon niedergeschrieben worden sind, war eben von dem überzeugt. In seiner Nachfolge hat bereits Aristoteles Zweifel angemeldet, ob das menschliche Verhalten vernunftbestimmt ist (Schupp 2003). Kelly (in Klotter 2007a), ein noch kognitiv orientierter Psychologie, nahm an, dass in unserem Kopf verschiedene kognitive Konstrukte bestehen, die aber nicht schlüssig miteinander verbunden sein müssen. Sie können vollkommen widersprüchlich sein, ohne dass dies uns stört. So kann ich in einer Vorlesung das Buch von Erich Fromm „Haben oder sein" vorstellen und den übermäßigen Konsum kritisch in Frage stellen, um anschließend gut gelaunt etliche Bücher und ein sehr teures Tablet zu erwerben. Es fällt mir hierbei nicht auf, dass ich eine Stunde davor den Konsumverzicht propagiert habe.

Ein überwiegend kognitiv orientiertes Modell zum Konsum- und Essverhalten, das den derzeit üblichen Ansätzen vergleichbar ist, liefert Kleinbückelkotten (2011). Wissend, dass nicht alleine Kognitionen verhaltenssteuernd sind, werden andere Momente mit integriert, aber nicht in den Vordergrund gerückt. Sie beginnt mit einer Definition von Konsum: „Konsum wird in der Regel definiert als der Kauf und die Nutzung von Sachgütern und Dienstleistungen durch Privatpersonen. Der Konsumprozess geht aber über den reinen Kaufakt und die Verwendung des Gekauften hinaus. Es reicht von der Entstehung eines Konsumbedürfnisses bis zur Entsorgung des Produkts" (Kleinbückelkotten 2011, S. 133). Die Autorin hebt hervor, dass der Konsum nicht einfach nur dem Überleben dient, sondern zu unserem jeweils spezifischen Lebensstil dazu gehört, wir über unseren Konsum versuchen, unsere Persönlichkeit auszudrücken und er für unsere Identitätsbildung immer wichtiger wird (Kleinbückelkotten 2011, S. 134). Hier geht es also nicht um eine plane Nützlichkeit des schieren Überlebens, vielmehr soll der Konsum der Identitätsbildung dienen. Damit ist indirekt ausgedrückt, dass andere Formen der Identitätsbildung, zum Beispiel mittels politischen Engagements zurückgegangen sind. Sie beschreibt dann den Konsumprozess mittels Unterteilung in vier Phasen: „Bedarf, Information, Kauf und Nutzung" (Kleinbückelkotten 2011, S. 135). Den Bedarf begründet die Autorin mit der Bedürfnispyramide nach Maslow, an deren Fuße die körperlichen Bedürfnisse stehen und ganz weit oben das Bedürfnis nach Selbstverwirklichung. Angesichts dieser Konzeption von Bedürfnissen gehört Maslow zu den Vertretern der Humanistischen Psychologie. „Auf die Wahrnehmung des Bedarfs folgt seine Reflexion und gegebenenfalls die Entscheidung, ein entsprechendes Gut zu erwerben..." (Kleinbückelkotten 2011, S. 136). Auch an diesem Punkt wird kenntlich, dass das Konsum- und Essverhalten von Kleinbückelkotten als überwiegend kognitiv strukturiert angesehen wird: Der Bedarf wird registriert, reflektiert, um dann bewusst zu entscheiden, was es denn sein soll. Naheliegenderweise schließt sich dem die Informationsbeschaffung als Phase im Konsumprozess an also auch eine kognitiv strukturierte Phase. In der Phase Kauf muss die Autorin konzedieren, dass es nicht nur den überlegten, sondern auch den „impulsive(n) und routinierte(n) Kauf" gibt (Kleinbückelkotten 2011, S. 136). Teure Anschaffungen würden aber überlegt ablaufen. Der impulsive Kauf sei „spontan und ungeplant" (Kleinbückelkotten 2011, S. 137); davon abzugrenzen sei der Routinekauf: immer dasselbe erwerben oder mit wenig Information und viel Intuition vorgehen. „Dabei werden vor allem gängige Heuristiken angewendet wie die Preis-Qualitätsregel, die besagt, dass ein hoher Preis auf eine bessere Qualität hinweist" (Kleinbückelkotten 2011, S. 137). Die Autorin legt es nahe, dass alleine der überlegte Kauf positiv bewertet werden kann, bei den beiden anderen Optionen potenziell das Geld aus dem Fenster geworfen wird, weil unüberlegt (gleich tendenziell dumm) eingekauft wird. Mit diesem Modell werden die Kognitionen geadelt. Es muss dennoch anerkannt werden, dass es auch ein anders begründetes Kaufverhalten gibt. Dass Intuition, unbewusste Entscheidungen und Emotionen kaufentscheidend sind und nicht negativ, weil nicht kognitiv, bewertet werden können, wird weiter unten noch zu zeigen sein. Kleinbückelkotten (2011, S. 138 ff.) weist darauf hin, dass noch weitere Faktoren das Einkaufsverhalten beeinflussen, etwa personale Faktoren wie Alter und Geschlecht, soziale und kulturelle Faktoren wie die Werte der Peer Group oder die Präferenzen einer bestimmten Kultur. Auch situative Faktoren spielten eine Rolle, etwa Zeitknappheit, die überlegtes Kaufen tendenziell ausschließt, aber auch negative oder positive Stimmungen und der Wert, der dem zu erwerbenden Produkt, zugewiesen wird. Sie macht zudem darauf aufmerksam, dass der Lebensstil Einfluss auf das Konsumverhalten hat. So kann etwa die Konsumententypologie der Sinus Studie dazu dienen, eine Typologie der gesamten Bevölkerung zu entwickeln und sie in Zusammenhang zu bringen mit einem bestimmten Kaufverhalten. Dann kann sie schreiben: „Die Konsumfreude ist in den gebildeten und finanziell gut gestellten Milieus der Etablierten und der Modernen Performer überdurchschnittlich hoch" (Kleinbückelkotten 2011, S. 147). Die Typologie der Sinus Studie ist notwendig geworden, weil sich unsere Gesellschaft ausdifferenziert hat. Nicht die Familie, bestehend aus Vater, Mutter und zwei Kindern, versehen mit einem ähnlichen Lebensstil, bildet die Norm und große Mehrheit der Bevölkerung, vielmehr ist eine Pluralisierung der Lebenswelten feststellbar. Unterschiedliche Lebensauffassungen und Lebensstile stehen sich gegenüber. Für Unternehmen und für deren Marketing hat das zur Folge, dass es nicht *die* Zielgruppe gibt, sondern viele, für die unterschiedliche Produkte erstellt und beworben werden müssen. Zusammenfassend lässt sich zu Kleinbückelkotten feststellen, dass das Konsumverhalten hochgradig komplex ist und nicht in ein einfaches Modell einsperrbar ist. Das liegt nicht nur an der Vielzahl der Faktoren, sondern auch daran, dass sie im Einzelfall unterschiedlich gewichtet sein und von Fall zu Fall, von Situation zu Situation variieren können.

Komplizierter wird der Sachverhalt der Ermittlung der Ursachen des Auswählens von Lebensmitteln und Speisen, wenn nicht nur oder nicht nur überwiegend Kognitionen als mögliche Variablen einbezogen werden, wenn etwa Emotionen und das Unbewusste mit berücksichtigt werden. Damit wird auch deutlich, dass in unserem Gehirn verschiedene Regionen miteinander konkurrieren und die Regionen der bewussten Steuerung oft das Nachsehen gegenüber den emotionalen Zentren, deren Aktivierung in den Neurowissenschaften durch bildgebende Verfahren nachvollziehbar geworden ist, haben. Das liegt unter anderem daran, dass für bewusste Entscheidungen häufig schlicht die Zeit fehlt, dass unser Verhalten häufig automatisiert abläuft. Wesentlicher aber ist, dass wir nicht immer das tun, was vernünftig ist, sondern das, was uns belohnt. Diese Belohnung muss aber nicht ausschließlich egoistisch orientiert sein. Wir können uns auch belohnen, wenn wir nett zu anderen sind. Auf die Ernährung bezogen bedeutet dies, dass wir zwar wissen, dass wir fünfmal am Tag Obst und Gemüse essen sollten, wir aber dennoch zur Schokolade greifen. Die schmeckt uns einfach besser. Wir wissen, wir sollten nicht allzu oft Alkohol trinken, aber wenn die Kollegin im Büro zu ihrem Geburtstag die Flasche Sekt öffnet, dann stoßen wir mit an, auch wenn wir kein großer Fan von Sekt sind. Aber wir wollen damit den Geburtstag der Kollegin würdigen. Ein bisschen beschwipst sein, tut uns ebenfalls gut (Häusel 2014).

Häusel (2014) versucht das Konsumverhalten nicht per Befragungen zu ermitteln, vielmehr untersucht er das menschliche Gehirn mittels bildgebender Verfahren, mittels fMRI (functional Magnetic Resonance Imaging).

> Damit war klar: Die für uns und den Konsumenten weitgehend unbewussten biologischen Abläufe in unserem Gehirn haben ein weit höheren Einfluss auf das Konsum- und Kaufverhalten, als wir selber glauben oder in unserem Bewusstsein erleben. Damit wurde auch der Glaube an den bewussten, frei handelnden rationalen Konsumenten zerstört. Denn wenn entwicklungsgeschichtlich also Gehirnstrukturen (wie das limbische System, das unsere Motive und Emotionen wesentlich steuert), wenn Neurotransmitter und Hormone einen so großen unbewussten Einfluss auf Konsum- und Kaufentscheidungen haben, dann ist der rationale und vernünftige Konsument ein Mythos. (Häusel 2014, S. 15)

Wir appellieren an den mündigen Bürger und an die mündige Bürgerin, der und die angeblich durch Vernunft und Nützlichkeitsorientierung das Leben gestalten und entsprechende Kaufentscheidungen treffen, der und die dann dementsprechend nur gesunde Lebensmittel zu sich nehmen will. Doch dies ist nur eingeschränkt möglich. Das eben erwähnte Modell von Kleinbückelkotten (2011) ist tröstlicher, macht es uns doch zu Wesen, die bewusste Entscheidungen treffen können, auch beim Kauf. Mit diesem Ansatz sind wir Herr im eigenen Haus. Häusel (2014) und die gesamte Zunft der Neurowissenschaftler bestätigen dagegen das, was Freud bereits vor 100 Jahren konstatiert hat: Wir sind eben nicht Herr im eigenen Haus. Unbewusste Prozesse bestimmen das, was wir tun. Auch wenn die modernen Neurowissenschaften und Freud unterschiedliche Vorstellungen über das Unbewusste haben, entscheidend ist, dass beide Ansätze die Rolle des Bewusstseins relativieren: Gewiss gibt es dieses, aber das Verhalten des Menschen ist etwa beim Kauf von Lebensmitteln oder bei der Auswahl in einem Restaurant nur in einem geringen Maße von diesem determiniert. Die gesamte europäische Tradition eines

Menschenbildes, angefangen bei Sokrates bis zur Aufklärungsphilosophie des 18. Jahrhunderts, demnach wir die Freiheit der bewussten Entscheidung haben, erscheint in der Perspektive der Neurowissenschaftler als Mythos, als sehr netter und tröstlicher Mythos. Tatsächlich ist es das Tier in uns, was unser Verhalten steuert. Jemand, der mehr Lebensmittel verkaufen will, der in einer Mensa den Absatz steigern will, muss also dieses Tier ansprechen.

Neben den Grundbedürfnissen „Nahrung, Schlaf und Atmung" (Häusel 2014, S. 36) soll es drei Systeme und ihre Subsystem geben, die verhaltensbestimmend sind: das Balance-, das Dominanz- und Stimulanz-System (Häusel 2014, S. 37). Diese streben danach, belohnt zu werden, und sie ringen untereinander, welches sich in welcher Situation durchsetzen kann. In der Evolution sollen sich weitere Module entwickelt haben, die in oder zwischen diesen drei Modulen liegen: „Bindung, Fürsorge, Spiel, Jagd/Beute, Raufen, Appetit/Ekel, Sexualität" (Häusel 2014, S. 37 f.). Diese Module liegen im limbischen System. Häusel setzt dann die einzelnen Module und Systeme in Beziehung zum Kaufverhalten. „Das Balance-System ist zweifellos die stärkste Kraft im Gehirn des Kunden. Es lässt ihn nach Sicherheit und Ruhe streben, jede Gefahr und jede Unsicherheit meiden" (Häusel 2014, S. 38). Menschen essen dann die Lebensmittel, die sie kennen, die nicht giftig sind, die vertraut sind und Vertrauen und Wohlbehagen schaffen. Das Restaurant soll dann Ruhe und Gemütlichkeit gewähren. „Das Dominanz-System ist mit Sicherheit das ideologisch umstrittenste, weil es auf die Verdrängung des Konkurrenten abzielt. Es gibt dem Menschen vor, den Konkurrenten im Kampf um Ressourcen und Sexualpartner auszustechen" (Häusel 2014, S. 43). Dieses System klinge negativ, habe aber die gesamte Naturbeherrschung und technische Entwicklung veranlasst. Ohne Dominanz-System gäbe es keine Autos, keine Flugzeuge, keine Antibiotika, und keine Computer (Häusel 2014, S. 44). Dieses System veranlasse zum Kauf von Statussymbolen (teure Autos, wertvolle Uhren), von Produkten, die uns als Kenner erscheinen lassen (erlesene Weine). Das Stimulanz-System verlange nach Input durch Medien, durch Unterhaltung, durch Reisen, etc. Es muss etwas Neues und Spannendes passieren. Wir beweisen damit unsere Einzigartigkeit. Dann gehen wir nicht zu unserem Italiener um die Ecke essen, sondern afrikanisch. Wir machen eine Schiffstour auf dem Amazonas, anstatt nach Mallorca zu fliegen. Durch die Schiffstour auf dem Amazonas wird auch das Dominanz-System bedient: Wir sind besser als die Ballermann-Touristen. Wir sind echte Abenteurer. Der Reiseveranstalter, der diese Schiffstour anbietet, darf das Balance-System nicht vergessen. Auf die Abenteurer wartet jeden Abend ein schönes Hotelzimmer, selbstverständlich mit Dusche und einem Moskitonetz.

Geht Häusel (2014) davon aus, dass das limbische System unser Verhalten steuert und nicht die Rationalität oder das Nützlichkeitskalkül, so nimmt auch

Gigerenzer (2007) an, dass wir unsere Entscheidungen nicht durch sorgfältiges Abwägen der Vor- und Nachteile der unterschiedlichen Optionen erzielen, vielmehr sollen wir diese mit dem Bauchgefühl, beziehungsweise der Intuition treffen. Intuition ist für Gigerenzer nichts Geheimnisvolles oder Unerklärliches, sondern eine andere Form von Intelligenz, mit der unbewusst und schnell und in der Regel treffsicher Entscheidungen getroffen werden können. Intuition basiert auf Faustregeln und erworbenen Fertigkeiten, wie etwa den Flug eines Balles einschätzen zu können, um zu wissen, wohin er fällt. Bei der Nahrungsaufnahme gilt für ihn die Faustregel, das zu erwerben und zu verzehren, was mir vertraut ist. Ich reduziere damit die Gefahr, mich zu vergiften. Dementsprechend kaufe ich die Lebensmittel, die ich schon immer gegessen habe. Die Verpackung muss für mich Wiedererkennungswert besitzen. Intuitive Entscheidungen beruhen auf der Reduktion von informativer Komplexität. Deshalb bleibe ich im Supermarkt nicht vor jedem Regal stehen und überlege sorgfältig, welche Tomatensauce ich kaufen soll. Ich verbringe keine Stunde damit, zu studieren, was auf den Packungen von 30 Pasta-Produkten steht. Vielmehr greife ich zu der Sorte, die meine Eltern schon erworben haben. Schließlich bin ich damit bisher gut gefahren. Ausführliche Angaben zu dem, was in den Produkten im Supermarkt drin ist oder differenzierte schriftliche Ausführungen in einer Mensa oder Kantine zu den angebotenen Speisen sind für Gigerenzer daher nicht sinnvoll. Den zwischen dem Gesundheits-, dem Geschmacks- und etwa dem Preisaspekt gründlich abwägenden Kunden gibt es in dieser Perspektive nicht. Der rationale und mündige und kompetente Kunde ist also im Prinzip nicht existent.

Gigerenzer erzählt eine Anekdote über das Brookville Hotel, in das er ausgeführt worden war, das sehr viele Gäste hatte und das sich dadurch auszeichnete, dass es nur ein Gericht gab, Tag für Tag. Die Gäste beschwerten sich nicht über die nicht existierende Auswahlmöglichkeit, vielmehr schienen sie genau deshalb zu kommen: kein Blättern durch eine 12seitige Speisekarte, kein Nichtverstehen der Bezeichnungen bestimmter Speisen, kein verlegenes Nachfragen beim Kellner, keine Qual der Wahl, wenn einem drei Gerichte munden können. Der Kunde erzeugt sich sein Brookville Hotel gleichsam im Supermarkt, wenn er von den 50 Joghurts, die hier im Regal stehen, immer dieselben heraus pickt (2007, S. 40).

Selbiger Autor (S. 40 f.) berichtet von einem Experiment in einem Feinkostladen. Einmal wurden sechs und einmal 24 exklusive Marmeladen an einem Stand angeboten. Die 24 Marmeladen erzeugten zwar mehr Aufmerksamkeit, von dem Stand mit sechs Marmeladen wurden aber dramatisch mehr Gläser gekauft. Gigerenzer vermutet, dass dies auch ein Erfolgsrezept der Discounterkette Aldi sein könnte.

Literatur

Ackerknecht, E. H. (1970). *Therapie von den Primitiven bis zum 20. Jahrhundert*. Stuttgart: Enke.

Alexander, F. (1978). Das psycho-physiologische Korrelat. In G. Overbeck & A. Overbeck (Hrsg.), *Seelischer Konflikt – körperliches Leiden*. Reinbek: Rowohlt.

Andersen, R. E. (Hrsg.). (2003). *Obesity*. New York: Human Kinetics Publisher, Inc.

Antonovsky, A. (1997). *Salutogenese – Zur Entmystifizierung der Gesundheit*. Tübingen: dgvt-Verlag.

Aron, J.-P. (1993). *Der Club der Bäuche*. Stuttgart: Klett-Cotta.

Barlösius, E. (1999, 2011). *Soziologie des Essens* (Erste und zweite Auflage). Weinheim: Juventa.

Barthes, R. (1964). *Mythen des Alltags*. Frankfurt a. M.: Suhrkamp.

Barthes, R. (1979). *Elemente der Semiologie*. Frankfurt a. M.: Syndikat.

Barthes, R. (1988). *Das semiologische Abenteuer*. Frankfurt a. M.: Suhrkamp.

Barthes, R. (1984). *Fragmente einer Sprache der Liebe*. Frankfurt a. M.: Suhrkamp

Barthes, R. (1997). Towards a psychosociology of contemporary food consumption. In C. Couniham & P. V. Esterik (Hrsg.), *Food and culture* (S 20–27). New York: Routledge.

Beck-Gernsheim, E. (1993). Individualisierungstheorie. In H. Keupp (Hrsg.), *Zugänge zum Subjekt*. Frankfurt a. M.: Suhrkamp.

Beller, S. (2006). *Geschichte Österreichs*. Wien: Böhlau.

Belton, P. S. (2003). Science in a postmodern world. In P. S. Belton & T. Belton (Hrsg.), *Food, science and society* (S. 1–20). Berlin: Springer.

Blackburn, G. L. (2005). Teaching, learning, doing: Best practices in education. *The American Journal of Clinical Nutrition, 82*(issue 1 Suppl), 218S–221S.

Böckelmann, F., & Nagel, H. (2002). *Subversive Aktion*. Frankfurt a. M.: Verlag Neue Kritik.

Borgida, A. (2011). *In sickness and in health: Orthorexia nervosa, the study of obsessive healthy eating*. United States: ProQuest LLC.

Bourdieu, P. (1987). *Die feinen Unterschiede*. Frankfurt a. M.: Suhrkamp.

Bratman, S. (2000). *Health food junkie*. New York: Broadway Books.

© Springer Fachmedien Wiesbaden 2015
C. Klotter, *Fragmente einer Sprache des Essens*,
DOI 10.1007/978-3-658-07065-6

Braudel, F., Duby, G., & Aymard, M. (1987). *Die Welt des Mittelmeeres*. Frankfurt a. M.: Fischer.

Brillat-Savarin, J. A. (1984 [1865]). *Physiologie des Geschmacks oder Physiologische Anleitung zum Studium der Tafelgenüsse*. Wien: Hermann Böhlaus Nachf.

Bruch, H. (1973). *Eating disorders*. New York: Basic Books.

Brumberg, J. J. (1994). *Todeshunger – Die Geschichte der Anorexia nervosa vom Mittelalter bis heute*. Frankfurt a. M.: Campus.

Carter, J. C., Kelly, A. C., & Norwood, S. J. (2012). Interpersonal problems in anorexia nervosa: Social inhibition as defining and detrimental. *Personality and Individual Differences, 53*, 169–174.

Colpe, C. (1993). Religion und Mythos im Altertum. In C. Colpe & W. Schmidt-Biggemann (Hrsg.), *Das Böse – Eine historische Phänomenologie des Unerklärlichen* (S. 13–89). Frankfurt a. M.: Suhrkamp.

Colpe, C., & Schmidt-Biggemann, W. (1993). *Das Böse – Eine historische Phänomenologie des Unerklärlichen*. Frankfurt a. M.: Suhrkamp.

Culianu, J. P. (2001). *Eros und Magie in der Renaissance*. Frankfurt a. M.: Insel.

Debord, G. (2002). *Potlatch – Informationsbulletin der Lettristischen Internationale*. Berlin: Edition Tiamat.

Decaluwé, V., Braet, C., & Fairburn, C. G. (2002). Binge eating in obese children and adolescents. *International Journal of Eating Disorders, 33*, 78–84.

Der große Larousse Gastronomique. Das Standardwerk für Küche, Kochkunst, Esskultur. (2007). München: Christian.

Delumeau, J. (1989). *Angst im Abendland*. Reinbek: Rowohlt.

Der Kleine Pauli. (1979). *Lexikon der Antike* (Bd. 4). München: dtv.

DGE [Deutsche GesellsKchaft für Ernährung]. (2012). Leitbild der DGE. http://www.dge. de/modules.php?name=Content&pa=showpage&pid=6. Zugegriffen: 23. Nov. 2013.

Dilling, H., & Freyberge, H. J. (2008). Taschenführer zur ICD-10-Klassifikation psychischer Störungen (4. Aufl.). Bern: Huber.

Döhner, C., & Anker, S. (2004). BMI – Schluss mit dem strengen Bewertungsschema. *Phoenix, 3*, 4–6.

Dosse, F. (1998). *Geschichte des Strukturalismus* (Bd. 1). Hamburg: Junius.

Duby, G. (1986). *Unseren Ängsten auf der Spur – vom Mittelalter zum Jahr 2000*. Köln: Dumont.

Ebstein, W. (1904). *Die Fettleibigkeit (Korpulenz) und ihre Behandlung nach physiologischen Grundsätzen*. Wiesbaden: Verlag von J. F. Bergmann.

Elias, N. (1978). *Über den Prozess der Zivilisation* (2 Bde.). Frankfurt a. M.: Suhrkamp.

Fischer, A. (1933). *Geschichte des deutschen Gesundheitswesens* (Bd. 1 und 2). Berlin: Kommissionsverlag F. A. Herbig.

Flegal, K. M., Kit, B. K., Orpana, H., & Graubard, B. I. (2013). Association of all-cause mortality with overweight and obesity using standard body mass index categories. A systematic review and meta-analysis. *The Journal of the American Medical Association, 309*(1), 71–82.

FOCUS. (2012). Szarek, D.: So teuer kommen dicke Menschen das Gesundheitssystem. 23.10.2012. http://www.focus.de/finanzen/versicherungen/krankenversicherung/ krankheitskosten-in-deutschland-so-teuer-kommen-dicke-menschen-das-gesundheitssystem_ aid_844652.html. Zugegriffen: 27. Nov. 2013.

Foucault, M. (1977a). *Sexualität und Wahrheit*. (Bd. 1). Frankfurt a. M.: Suhrkamp.

Foucault, M. (1977b). *Überwachen und Strafen*. Frankfurt a. M.: Suhrkamp.

Foucault, M. (1978). *Dispositive der Macht*. Berlin: Merve Verlag.

Foucault, M. (1986). *Der Gebrauch der Lüste – Sexualität und Wahrheit 2*. Frankfurt a. M.: Suhrkamp.

Franke, A. (1994). *Wege aus dem goldenen Käfig*. Weinheim: Beltz.

Freud, S. (1930, 1989). *Das Unbehagen in der Kultur. Studienausgabe*. Frankfurt a. M.: Fischer.

Goffman, E. (1980). *Stigma*. Frankfurt a. M.: Suhrkamp.

Habermas, T. (1990). *Heißhunger – Historische Bedingungen der Bulimia nervosa*. Frankfurt a. M.: Fischer.

Habermas, T. (1994). *Zur Geschichte der Magersucht*. Frankfurt a. M.: Fischer.

Häusel, H. G. (2014). *Brain view*. Freiburg: Haufe Gruppe.

Harris, M. (1988). *Wohlgeschmack und Widerwillen*. Stuttgart: Klett-Cotta.

Hauner, H. (2009). „Wird Dicksein uns zu teuer?" (ohne Autorenangaben). *Ernährungs-Umschau, 56*(4), 196–197.

Heckmann, H. (1979). *Die Freud des Essens*. München: Hanser.

Herbrich, L., Pfeiffer, E., Lehmkuhl, U., & Schneider, N. (2011). Anorexia athletica. *Journal of Sport Sciences, 29*(11), 1115–1123.

Hirschfelder, G. (2001). *Europäische Esskultur*. Frankfurt a. M.: Campus.

Hoefert, H. W., & Klotter, C. (Hrsg.). (2013). *Gesundheitszwänge*. Lengerich: Pabst.

Hutton, P. H. (1986). Die Geschichte der Mentalitäten – Eine andere Landkarte der Kulturgeschichte. In U. Raulff (Hrsg.), *Vom Umschreiben der Geschichte* (S. 103–131). Berlin: Wagenbachs Taschenbücherei.

ICD-10. (2004). der WHO.

Jaeggi, E., & Klotter, C. (1995). *Essen ist keine Sünde*. München: Quintessenz.

Jullien, F. (2005). *Schattenseiten*. Zürich: diapahnes.

Keating, C., Tilbrook, A. J., Rossell, S. L., Enticott, P. G., & Fitzgerald, P. B. (2012). Reward processing in anorexia nervosa. *Neuropsychologia, 50,* 567–575.

Keizer, A., Smeets, M., Dijkerman, H. E., Hout, M. v. d., Klugkist, I., Elbueg, A. v., & Postma, A. (2011). Tactile body image disturbance in anorexia nervosa. *Psychiatry Report, 190,* 145–120.

Klein, M. (1985). *Frühstadien des Ödipuskomplexes*. Frankfurt a. M.: Fischer.

Kleinbückelkotten, S. (2011). Konsumverhalten im Spannungsfeld konkurrierender Interessen und Ansprüche: Lebensstile als Moderatoren des Konsums. In L. Heidbrink, I. Schmidt, & B. Ahaus (Hrsg.), *Die Verantwortung des Konsumenten*. Frankfurt a. M.: Campus.

Klotter, C. (1990). *Adipositas als wissenschaftliches und politisches Problem*. Heidelberg: Roland Asanger.

Klotter, C. (Hrsg.). (1997). *Prävention im Gesundheitswesen*. Göttingen: Hogrefe.

Klotter, C. (1999). *Liebesvorstellungen im 20. Jahrhundert*. Gießen: Psychosozial.

Klotter, C. (2000). Lebenskunst in historisch-psychologischer Perspektive. *Journal für Psychologie, 8*(2), 50–62.

Klotter, C. (2005). Theater der Grausamkeit – Adolf Hitler und die Welt als Gesamtkunstwerk. *Psychologische Medizin, 2,* 38–44.

Klotter, C. (2007a). *Einführung Ernährungspsychologie*. München: UTB.

Klotter, C. (2007b). Avantgarde-Mentalität. In N. Beckenbach (Hrsg.), *Avantgarde und Gewalt*. Hamburg: merus.

Klotter, C. (2008). Von der Diätetik zur Diät – Zur Ideengeschichte der Adipositas. In H. Schmidt-Semisch & F. Schorb (Hrsg.), *Kreuzzug gegen Fette – Sozialwissenschaftliche Aspekte des gesellschaftlichen Umgangs mit Übergewicht und Adipositas.* Wiesbaden: VS Verlag für Sozialwissenschaften.

Klotter, C. (2009). *Warum wir es schaffen, nicht gesund zu bleiben.* München: Reinhardt.

Klotter, C. (2010). Gesundheitswunsch und Gesundheitsrealität – Psychologische, soziale und gesellschaftliche Aspekte des Gesundheitsverhaltens. *Gesundheitswesen, 72,* 17–22.

Klotter, C. (2011). Das Priorisierte und Wegpriorisierte in der abendländischen Tradition. In A. Diederich, C. Koch, R. Kray, & R. Sibbel (Hrsg.), *Priorisierte Medizin* (S. 211–228). Wiesbaden: Gabler.

Klotter, C. (2012). Schlankheitsängste. In H.-W. Hoefert & C. Klotter (Hrsg.), *Gesundheitsängste* (S. 176–189). Lengerich: Pabst.

Klotter, C. (2014). Historische Determinanten des Schankheitsideals und des aktuellen Essverhalten. In C. Klotter, J. Depa, & S. Humme (Hrsg.), *Gesund, Gesünder, Orthorektisch.* Wiesbaden: Springer. (in Druck).

Klotter, C., & Beckenbach, N. (2012). *Romantik und Gewalt.* Wiesbaden: VS Verlag für Sozialwissenschaften.

Köhle, K., Subic-Wrana, C., Albus, C., & Simons, C. (2003). Anorexia nervosa. In R. H. Adler, J. M. Herrmann, K. Köhle, O. W. Schonecke, T. von Uexküll, & W. Wesiack (Hrsg.), *Psychosomatische Medizin* (6. Aufl., S. 687–706). München: Urban & Fischer.

Kraushaar, W. (2005). *Die Bombe auf die jüdische Gemeinde.* Hamburg: Hamburger Edition.

Krentz, E. M., & Warschburger, P. (2011). Sports-related correlates of disordered eating in athletic sports. *Psychology of Sport and Exercise, 12,* 375–382.

Kroke, A. (2013). Der perfekte Body Mass Index. In H.-W. Hoefert & C. Klotter (Hrsg.), *Gesundheitszwänge* (S. 110–130). Lengerich: Pabst.

Labisch, A. (1992). *Homo hygienicus: Gesundheit und Medizin in der Neuzeit.* Frankfurt a. M.: Campus.

Lacan, J. (1975). *Schriften 1.* Frankfurt a. M.: Suhrkamp.

Laplanche, J., & Pontalis, J.-B. (1982). *Das Vokabular der Psychoanalyse* (2 Bde). Frankfurt a. M.: Suhrkamp.

Lemke, H. (2007). *Ethik des Essens.* Berlin: Akademie.

Lotter, M.-S. (2012). *Scham, Schuld, Verantwortung.* Frankfurt a. M.: Suhrkamp.

Mellinger, N. (2000). *Das Fleisch.* Frankfurt a. M.: Suhrkamp.

Ministerium des Inneren. (1915). *Die Ernährung im Kriege.* Berlin.

Montanari, M. (1993). *Der Hunger und der Überfluss.* München: Beck.

Myers, D. G. (2005). *Psychologie.* Heidelberg: Springer.

von Noorden, C. (1915). *Hygienische Betrachtungen über Volksernährung im Kriege.* Stuttgart: Deutsche Verlags-Anstalt.

OECD [Organisation for Economic Cooperation and Development]. (2010). Obesity and the economics of prevention – fit not fat. http://www.keepeek.com/Digital-Asset-Management/oecd/social-issues-migration-health/obesity-and-the-economics-of-prevention_9789264084865-en#page1. Zugegriffen: 8. April 2014.

Oettingen, G. (2011). Vom bloßen Phantasieren zum klugen Zielsetzen. In *aid-Tagungsband: Mehr als wir verdauen können.* Bonn: aid.

Orth, H. (1960). Die Behandlung der Fettleibigkeit in der griech.-röm. Antike. *Medizinischer Moantsspiegel, 9,* 193–198.

Parsons, T. (1951). *The social system.* New York: The Free Press.

Pike, K. M. (1998). Long-term course of Anorexia Nervosa: Response, relapse, remission and recovery. *Clinical Psychology Review, 18*(4), 447–475.

Platon (1990). *Symposion. Sämtliche Werke* (Bd. II). Reinbek: Rowohlt.

Prochaska, J. O., Butterworth, S., Redding, C. A., Burden, V., Perrin, N., Leo, M., Flaherty-Robb, M., & Prochaska, L. M. (2008). Initial efficacy of MI, TTM tailoring and HRIs with multiple behaviors for employee health promotion. *Preventive Medicine, 46,* 226–231.

Ries, W. (1970). *Fettsucht.* Leipzig: Johann Ambrosius Barth.

Rosemeier, H.-P. (1997). Prävention als psycho-soziale Kontrolle. In C. Klotter (Hrsg.), *Prävention im Gesundheitswesen* (S. 98–114). Göttingen: Hogrefe.

Roudinesco, E. (1996). *Jacques Lacan.* Köln: Kiepenhauer & Witsch.

Schmidt, N. D. (1995). *Philosophie und Psychologie.* Reinbek: Rowohlt.

Schmidt-Biggemann, W. (1993). Vorwort: Über die unfassliche Evidenz des Bösen. In C. Colpe & W. Schmidt-Biggemann (Hrsg.), *Das Böse – Eine historische Phänomenologie des Unerklärlichen* (S. 7–12). Frankfurt a. M.: Suhrkamp.

Schönermark, M., Beindorff, N., Thaden, U., & Kielhorn, A. (2010). Hoch- und Intensivnutzer im Gesundheitswesen – Eine strategische Herausforderung für die Versorgung in der gesetzlichen Krankenversicherung. Gesundheitswesen 2010, S. 72–153.

Schupp, F. (2003). *Geschichte der Philosophie im Überblick* (Bd. 1). Hamburg: Meiner.

Schwarzer, R. (2004). *Psychologie des Gesundheitsverhaltens.* Göttingen: Hogrefe.

Shakespeare, W. (1995). *Gesamtwerk* (Bd. 6). Augsburg: Weltbild.

Situationistische Internationale 1958–1969. (1976/1977). 2 Bde. Hamburg: Mad.

Spittler, G. (1993). Lob des einfachen Mahles. Afrikanische und europäische Esskultur. In A. Wierlacher, G. Neumann, & H. J. Teuteberg (Hrsg.), *Kulturthema Essen* (S. 193–210). Berlin: Akademie.

Stummerer, S., & Hablesreiter, M. (2005). *Food design.* Wien: Springer.

Sudi, K., Öttl, K., Payerl, D., Tauschmann, K., & Müller, W. (2004). Anorexia athletica. *Nutrition, 20,* 657–661.

Vandereycken, W. (2011). Media hype, diagnostic fad or genuine disorder? Professional's opinions about night eating syndrom, orthorexia, muscle dysmorphia, and emetophobia. *Eating Disorders, 19,* 145–155.

Wadd. (1839). Die Corpulenz (Fettleibigkeit) als Krankheit, ihre Ursachen und ihre Heilung. Weimar.

Weber, M. (1988). Gesammelte Aufsätze zur Wissenschaftslehre. Tübingen: UTB.

Weber, M. (1993). *Die protestantische Ethik und der 'Geist' des Kapitalismus.* Bodenheim: Athenäum.

WHO [World Health Organization] Ottawa-Charta. (1986). Ottawa-Charta zur Gesundheitsförderung. http://www.euro.who.int/de/publications/policy-documents/ottawa-charter-for-health-promotion,-1986. Zugegriffen: 25. Nov. 2013.

Wierlacher, A., Neumann, G., & Teuteberg, H. J. (Hrsg.). (1993). *Kulturthema Essen.* Berlin: Akademie. Zugegriffen: 28. Sept. 2014.

Wirth, A. (2008). Wie gefährlich ist Übergewicht wirklich? www.cardiovasc.de/hefte/2006/08/53.html. Zugegriffen: 28. Sept. 2014.

Wonderlich, S. A., Lilenfeld, R., Riso, L. P., Engel, S., Mitchell, J. E. (2005). Personality and anorexia nervosa. *International Journal of Eating Disorders, 37,* 568–571.

Zimmer, S., & Klotter, C. (2011). Die protestantische Ethik als „Geist" der Gesundheitsförderung? *IAKE Mitteilungen, 18,* 2–10.